DAINI DUDONG

2015 Nianban
Manxing Yixing Ganyan
Fangzhi Zhinan

带你读懂
2015年版
《慢性乙型肝炎防治指南》

编著　蔡晧东

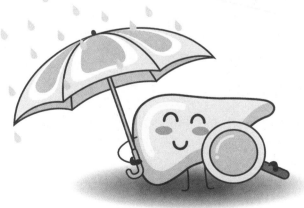

中国医药科技出版社

内 容 提 要

乙型肝炎是全世界广泛流行的一种传染病。我国是乙肝病毒感染和发病人数最多的国家之一。近十几年来，对乙肝病毒的认识和慢性乙型肝炎的治疗都有了许多突破性进展。中华医学会肝病学分会和感染病学分会在2005年12月发布了我国第一部《慢性乙型肝炎防治指南》（简称《乙肝指南》）。2015年10月，第二次更新了《乙肝指南》，发布了2015年版《乙肝指南》。

"带你读懂《慢性乙型肝炎防治指南》"一书跟随每一版《乙肝指南》，不仅受到医务工作者的关注，大众也非常喜欢，但《乙肝指南》的读者对象是医务人员，普通群众很难完全读懂，为此，编写了这本科普书。全书分为15个板块、设129个问题来解析《乙肝指南》，内容科学、权威，文字通俗易懂。

值2015年版《乙肝指南》发布之际，再次推出此书，相信一定能使广大读者获得更多、更新的有关乙肝治疗和预防的知识，同时可供基层医务工作者及社会大众阅读使用。

图书在版编目（CIP）数据

带你读懂2015年版《慢性乙型肝炎防治指南》/ 蔡晧东编著.
—北京：中国医药科技出版社，2016.6

ISBN 978-7-5067-8539-6

Ⅰ.①带… Ⅱ.①蔡… Ⅲ.①乙型肝炎—防治—指南

Ⅳ.①R512.6-62

中国版本图书馆CIP数据核字（2016）第135227号

美术编辑 陈君杞

版式设计 麦和文化

出版　中国医药科技出版社

地址　北京市海淀区文慧园北路甲22号

邮编　100082

电话　发行：010-62227427　邮购：010-62236938

网址　www.cmstp.com

规格　710×1000mm $\frac{1}{16}$

印张　13 $\frac{1}{2}$

字数　168千字

版次　2016年6月第1版

印次　2016年6月第1次印刷

印刷　三河市腾飞印务有限公司

经销　全国各地新华书店

书号　ISBN 978-7-5067-8539-6

定价　**35.00元**

　　我是一位从事传染病专业相关工作 40 年的医生。在 40 年行医生涯里，我见到最多的患者就是乙型肝炎。

　　乙型肝炎（简称：乙肝）是全世界广泛流行的一种传染病。据 2012 年世界卫生组织发布的最新数据：全球有 20 亿人曾感染乙肝病毒，其中有 2.4 亿人为慢性乙肝病毒感染者，每年有 65 万人死于乙肝病毒感染所致的肝衰竭、肝硬化和原发性肝细胞癌。我国是乙肝病毒感染和发病人数最多的国家。1992 年以前，我国属于乙型肝炎高流行区，人群乙肝病毒表面抗原携带率约 9.75%，大约有 1.2 亿人为慢性乙肝病毒感染者，每年因乙肝病毒感染相关疾病而死亡的人约有 27 万。1992 年以后，乙肝疫苗纳入我国儿童计划免疫管理，我国的乙肝病毒感染率逐年下降。2006 年以后，我国的乙肝病毒感染率下降至 7.18%，成为中等偏高流行地区，但仍有 9300 万慢性乙肝病毒感染者，其中约 2000 万为慢性乙型肝炎患者。

　　近十几年来，对乙肝病毒的认识和慢性乙型肝炎的治疗都有了许多突破性进展。为了使广大医务工作者尤其是基层医务工作者了解这些进展，提高他们对乙型肝炎防病治病的水平，规范临床诊治过程和手段，中华医学会肝病学分会和感染病学分会在 2005 年 12 月发布了我国第一部《慢性乙型肝炎防治指南》（简称《乙肝指南》）。随着更多的乙肝抗病毒药物上市和研究进展，2010 年 12 月对《乙肝指南》进行了更新，发布了 2010 年版《乙肝指南》；2015 年 10 月，再次更新了《乙肝指南》，发布了 2015 年版

《乙肝指南》。

　　每一版《乙肝指南》的发布，不仅受到医务工作者的关注，广大群众也非常想了解《乙肝指南》的相关内容，但《乙肝指南》的读者对象是医务人员，普通群众很难完全读懂。为此，我在2005年版《乙肝指南》发布后就写了一本有关《乙肝指南》的科普书。由于我没有直接参与《乙肝指南》的制定，也不代表中华医学会其他专家的意见，而且在书中也表达了少数与《乙肝指南》不太一致的个人看法。因此，书名为：带你读懂《慢性乙型肝炎防治指南》。以后，随着《乙肝指南》的更新，我又在2010年出版了"带你读懂2010年版《慢性乙型肝炎防治指南》"。

　　现在，2015年版《乙肝指南》又发布了。新的《乙肝指南》对慢性乙型肝炎的治疗又有了许多更新。为了广大群众能够及时了解这些内容，我再次对这本书进行修订，写了这本"带你读懂2015年版《慢性乙型肝炎防治指南》"。2015年版《乙肝指南》在结构上与前两版指南有所不同。为了方便广大读者理解，我仍把病原学和自然史的内容放在前面，把第一部分"术语"中的内容分散到相关章节。希望这本"带你读懂2015年版《慢性乙型肝炎防治指南》"能使广大读者获得更多、更新的关于乙肝治疗和预防的知识。

编　者

2016年5月

目　录

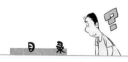

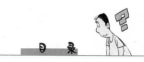

一、病原学

1. 什么是乙肝病毒，它是怎样被发现的

乙型肝炎病毒（HBV）简称乙肝病毒（图1），是引起乙型肝炎的病原体。乙肝病毒是1965年在澳大利亚被发现的。当时的科学家布鲁伯格和阿尔特在进行血清特殊遗传蛋白质的研究中，偶然发现澳大利亚土著人血清中有一种能够和白血病患者血清中某物质产生抗原–

《指南》：HBV属嗜肝DNA病毒科（hepadnaviridae），基因组长约3.2kb，为部分双链环状DNA。其基因组编码HBsAg、HBcAg、HBeAg、病毒DNA多聚酶和HBx蛋白。

抗体反应的神秘蛋白质，他们将这种蛋白质命名为澳大利亚抗原（简称：澳抗）。后来，人们发现这种抗原与输血后肝炎有关。这就是人类从血液中找到的第一种乙肝病毒抗原成分，也就是现在所说的乙肝病毒表面抗原（HBsAg）。

发现表面抗原后，对乙肝病毒的研究势如破竹，病毒的其他部分很快被发现了：1970年观察到了完整的乙肝病毒颗粒；1971年病毒被分离，并发现了病毒由外膜和核心两部分组成；1972年，认识到e抗原（HBeAg）是乙

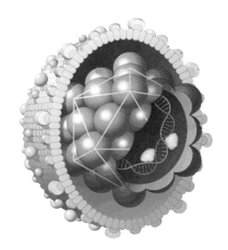

图1　乙型肝炎病毒模式图

肝病毒核心的一部分，与病毒感染性有关，确定了这种病毒属于脱氧核糖核酸（DNA）病毒。但人们在进行动物试验时又碰到了困难，因为乙肝病毒只能感染猴子、猩猩等灵长类动物，用这些动物做试验花费太昂贵了。几年后，人们在解剖一群捕获来的土拨鼠时，发现土拨鼠的肝脏也会发生慢性肝炎和肝癌。于是对土拨鼠的血清做了进一步研究，发现了土拨鼠肝炎病毒，其形态与乙肝病毒几乎无法区别。以后，地松鼠肝炎病毒、鸭乙肝病毒也相继被发现。人们把这类专门爱感染人或动物肝脏、形态和特性相似的脱氧核糖核酸病毒统一归类为"嗜肝DNA病毒科"，乙肝病毒成了该病毒科的"老大"。

乙肝病毒颗粒由外膜和内核两部分组成，完整的乙肝病毒颗粒是直径42nm（纳米）的球形，病毒的外膜厚7nm，由蛋白质和膜脂质组成，称作乙肝病毒表面抗原（HBsAg）。病毒的中心部分直径约28nm，为病毒的核心，其中包括核心抗原（HBcAg）和e抗原（HBeAg），内核中心含有病毒基因（DNA）和DNA聚合酶，病毒基因组中的核酸长度约3200个碱基对（3.2kb）。就是这样一个小小的病毒，感染了全世界近20亿人口，并使得2.4亿人成为慢性乙肝病毒感染者。

2. 什么是乙肝"大三阳"和"小三阳"

乙肝病毒有三种抗原成分：表面抗原（HBsAg）、核心抗原（HBcAg）和e抗原（HBeAg）（图2）。这三种抗原在人体内可引起机体免疫反应，产生相应的三种抗体，即抗-HBs、抗-HBc和抗-HBe。这些抗原和抗体可作为乙肝病毒感染的血清学标志物用于乙型肝炎的诊断。但由于用一般的方法在血清中很难检测到乙肝病毒核心抗原（HBcAg），只能检测出HBsAg和抗-HBs、HBeAg和抗-HBe、抗-HBc五项血清学指标（即：乙肝五项或乙肝两对半）。

乙肝病毒的繁殖就是我们常说的病毒"复制"，这一过程是在肝细胞内进行的。乙肝病毒感染了肝细胞后，在肝细胞内利用肝细胞的能量和物质，将病毒的各个部件分别复制，然后再进行装配。它的复制过程有一个特点，就是产生过多的病毒外膜（HBsAg）。因此，我们说它是一种爱做"衣服"的病毒。在乙肝病毒感染者的血清中，病毒颗粒可高达10^{13}拷贝/ml，其中完整的（成熟的）乙肝病毒颗粒仅占万分之一，只有少数是具有全基因并有传染性的完整病毒颗粒。所以，有些患者的血清中仅可检测出HBsAg，而e抗原和病毒DNA为阴性。

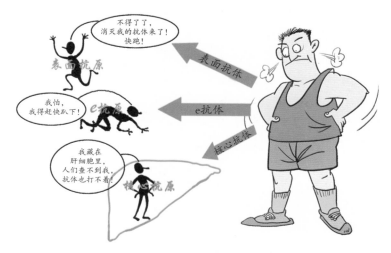

图2　乙型肝炎病毒的三种抗原、抗体

乙肝病毒表面抗原刺激机体产生的表面抗体——抗–HBs属于"中和抗体"，能"中和"并清除乙肝病毒，是机体免疫功能战胜乙肝病毒的主要"武器"。用乙肝病毒表面抗原结构中的某一片段为抗原可制出乙肝疫苗，预防人类感染乙肝病毒。

乙肝病毒核心抗原和e抗原有促进病毒成熟的作用，常表示体内有完整的病毒颗粒（Dane颗粒）存在，具有传染性。同时，e抗原又是乙肝病毒复制过程中产生的"副产品"。因此，血清中有e抗原存在往往也是病毒复制的标志。

在这五项乙肝病毒血清学指标中，如果HBsAg、HBeAg和抗–HBc三项指标为阳性，就是人们常说的乙肝"大三阳"感染者；如果HBsAg、抗-HBe和抗-HBc三项指标为阳性，就是人们常说的乙肝"小三阳"感染者。

3. 乙肝病毒污染的物品如何消毒

乙肝病毒的抵抗力较强，在血清中30~32℃可保存6个月，−20℃中可保存15年；它不怕阳光，在外界干燥的环境中能存活2~3小时，能耐受60℃4小时的高温；苯酚（石炭酸）、来苏儿、苯扎溴铵（新洁而灭）和75％的酒精等常用

> 《指南》：HBV的抵抗力较强，但65℃10h、煮沸10min或高压蒸气均可灭活HBV。环氧乙烷、戊二醛、过氧乙酸和碘伏对HBV也有较好的灭活效果。

消毒剂均不能杀死乙肝病毒。被乙肝病毒污染的物品需要加热65℃10小时、煮沸10分钟或高压蒸气下才能使其灭活；使用环氧乙烷、戊二醛、过氧乙酸、碘伏和一些含氯的消毒剂（如漂白粉、过氧乙酸、"84"消毒液）也可以将它杀灭。因此，医院里患者所用的器械都需要用高温消毒或化学消毒剂浸泡，才可杀灭乙肝病毒，防止乙肝病毒在医院内传播。

4. 乙肝病毒是怎样侵入肝脏并在其中"扎根"的

乙肝病毒和其他病毒一样，不是一个完整的细胞，自己不能独立"繁殖"后代，只能感染到别的生物或动物细胞中，侵入别人的"地盘"，利用别人的物质，按照自己母体的形态进行"复制"，达到"传宗接代"的目的。

现在，让我们看一看乙肝病毒进入肝细胞后是如何进行复制的吧（图3）！

《指南》：近来研究发现，肝细胞膜上的钠离子－牛磺胆酸－协同转动蛋白（sodium taurocholate cotransporting polypeptide，NTCP）是 HBV 感染所需的细胞膜受体。当 HBV 侵入肝细胞后，部分双链环状 HBV DNA 在细胞核内以负链 DNA 为模板延长正链以修补正链中的裂隙区，形成共价闭合环状 DNA（cccDNA）；然后以 cccDNA 为模板，转录成几种不同长度的 mRNA，分别作为前基因组 RNA 并编码 HBV 的各种抗原。cccDNA 半寿（衰）期较长，难以从体内彻底清除，对慢性感染起重要作用。

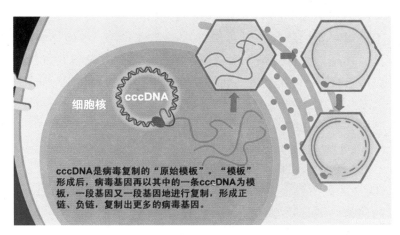

cccDNA是病毒复制的"原始模板"。"模板"形成后，病毒基因再以其中的一条cccDNA为模板，一段基因又一段基因地进行复制，形成正链、负链，复制出更多的病毒基因。

图3　乙肝病毒的复制和 cccDNA

乙肝病毒感染人体后，发现人的肝细胞膜上有一种能和自己外膜结合的"受体"，就赶快"凑"了上去，"沾"在肝细胞膜表面，然后脱去身上的外衣，光着"身子""遛"进肝细胞里。这种有利于病毒进入肝细胞的"受体"已经被发现，人们正在寻找阻止病毒与受体结合的药物，希望可以用于乙型肝炎的治疗。

乙肝病毒的基因（DNA）是由两条螺旋状DNA链围成的环形结构。这两条DNA链一条叫"正链"，一条叫"负链"。较长的负链已经形成了完整的环状；较短的正链没有封闭，有一段"裂隙区"，呈半环状。在感染肝细胞之后，这条半环状的DNA链要以负链为"模板"复制、延长，形成闭合的环状。这样，乙肝病毒基因就形成了一个完全环状的双股DNA。我们把这种DNA称作共价闭合环状DNA，英文缩写为cccDNA。

我们似乎可以把cccDNA看作是病毒复制的"原始模板"。"模板"形成后，病毒基因会以其中一条cccDNA为"模板"，一段基因又一段基因地复制，形成负链、正链。最后再装配到一起形成新的乙肝病毒DNA颗粒。病毒就是这样源源不断地复制出来了。新的病毒基因再从肝细胞中释放出来，感染更多的肝细胞。这种cccDNA的寿命很长，几乎和肝细胞的寿命一样长，堪称与肝细胞"共存亡"。因此，它一旦在肝细胞核内形成，就具有了高度稳定的特性，可长期存在于肝细胞内，不但起着刚才所说的"模板"作用，而且还像深深扎根在泥土里的"野草根"，很难完全清除。目前只能期望一些抗病毒药物能长期抑制它们的复制，一点一点把它们消耗干净（耗竭）。曾有科学家根据病毒复制的数学模式做过计算，如果要将肝细胞里的cccDNA完全耗竭，至少需要长期抑制病毒14年之久。但是，尽管cccDNA很难被清除，人们正在研究一种新的"RNA干扰"技术干扰乙肝病毒的cccDNA，使病毒的转录复制保持"沉默"，达到根除cccDNA的目的。另外，人们也在研究抑制病毒表面抗原释放或病毒核衣壳组装的药物。如果这些药物能够试验成功，慢性乙型肝炎则有可能被完全治愈。

乙肝病毒复制过程还需要一些酶进行"催化"，其中一种最重要的酶就是乙肝病毒DNA聚合酶（HBV DNA-p）。这种酶存在于乙肝病毒的内核，与乙肝病毒核心抗原（HBcAg）、e抗原（HBeAg）和病毒基因（DNA）共同构成乙肝病毒的核心。它的作用就是"催化"乙肝病毒基因按照cccDNA"模板"复制出螺旋状的病毒DNA链。没有这种聚合酶的"催化"，乙肝病毒复制就会停止。拉米夫定等核苷（酸）类抗病毒药有抑制乙肝病毒DNA聚合酶的作用，因此可抑制乙肝病毒复制。

5. 乙肝病毒分为几个基因型

《指南》：HBV 至少有 9 个基因型（A~I），我国以 B 型和 C 型为主。HBV 基因型与疾病进展和干扰素 α（IFNα）治疗应答有关，与 C 基因型感染者相比，B 基因型感染者较少进展为慢性肝炎、肝硬化和肝细胞癌。HBeAg 阳性患者对干扰素 α 治疗的应答率，B 基因型高于 C 基因型；A 基因型高于 D 基因型。病毒准种可能在 HBeAg 血清学转换、免疫清除以及抗病毒治疗应答中具有重要意义。

人类是一个多民族的大家庭，在地球五大洲居住着不同的人种。乙肝病毒也是一样，目前已经发现它有 9 个基因型，就像 9 个民族。为了辨认，人们用英文字母给它们编排成 A、B、C、D、E、F、G、H、I——9 个基因型。不同"民族"的乙肝病毒"居住"在世界不同地区感染者的体内（图 4），我国的感染者体内"居住"的乙肝病毒多为 B 型和 C 型，而欧洲和美国等西方国家多为 A 型。

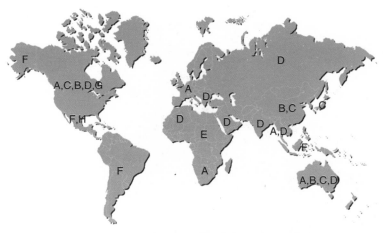

图 4　乙肝病毒 9 个基因型感染在全球的地理分布

不同"民族"的乙肝病毒"性格"不同。科学家们发现,乙肝病毒B基因型感染者比C基因型的感染者较少发展成慢性肝炎、肝硬化和肝细胞癌。不同基因型的乙肝病毒对干扰素治疗的反应也不同。A基因型疗效最好,其次是D基因型,然后是B基因型,最难治疗的是C基因型。我国的乙肝病毒感染者中,C基因型为占60%,B基因型约30%;南方以B基因型为主,北方以C基因型为主,另有少数为D基因型和B+C混合基因型感染。因此,我国的慢性乙型肝炎比西方国家更难治疗。

　　乙肝病毒也和人一样,形态各异,"秉性"不同。医生们把一些"长得"相似的病毒称为一个"准种",其中一些"准种"的乙肝病毒感染容易被机体免疫系统清除或发生e抗原血清学转换,而另一些"准种"抵抗力较强,不容易被免疫系统抑制或清除,或者容易发生耐药性变异。

二、流行病学及其预防

6. 乙型肝炎在全球流行的情况如何

《指南》：HBV 感染呈世界性流行，但不同地区 HBV 感染的流行强度差异很大。据世界卫生组织报道，全球约 20 亿人曾感染 HBV，其中 2.4 亿人为慢性 HBV 感染者，每年约有 65 万人死于 HBV 感染所致的肝功能衰竭、肝硬化和肝细胞癌（HCC）。全球肝硬化和肝细胞癌患者中，由 HBV 感染引起的比例分别为 30% 和 45%。我国肝硬化和肝细胞癌患者中，由 HBV 感染引起的比例分别为 60% 和 80%。由于乙型肝炎疫苗免疫普及，急性 HBV 感染明显减少，以及感染 HBV 人口的老龄化，再加上抗病毒药物的广泛应用，近年 HBeAg 阴性慢性乙型肝炎（CHB）患者的比例有所上升。

乙肝病毒感染在全世界都有流行，但西方国家较少，亚洲和非洲国家流行较严重。全球有 20 亿人口曾经感染过乙肝病毒，其中 2.4 亿人为慢性乙肝病毒感染者。乙肝病毒感染是肝硬化和肝癌发生的危险因素。在慢性乙肝病毒感染者中，约有 1/3 会发展为慢性肝炎，这些慢性乙型肝炎患者如果不治疗，5 年内有 12%～25% 可能发展为肝硬化。肝硬化的患者如果再不治疗，5 年内有 20%～23% 可能发展为肝衰竭，需要肝移植；有 6%～15% 发生肝细胞癌变。因此，全球每年约有 65 万人死于乙肝病毒感染所致的肝衰竭、肝硬化和原发性肝细胞癌。

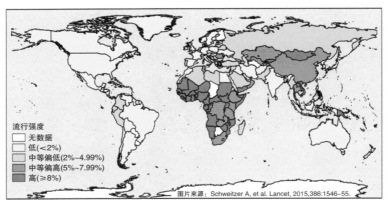

图片来源: Schweitzer A, et al. Lancet, 2015,386:1546-55.

图5　全球HBsAg阳性流行率

7. 乙型肝炎在我国流行的情况如何

《指南》: 2006年全国乙型肝炎流行病学调查表明, 我国1~59岁一般人群HBsAg携带率为7.18%。据此推算, 我国有慢性HBV感染者约9300万人, 其中慢性乙型肝炎患者约2000万例。2014年中国疾病控制中心 (CDC) 对全国1~29岁人群乙型肝炎血清流行病学调查结果显示, 1~4岁、5~14岁和15~29岁人群HBsAg检出率分别为0.32%、0.94%和4.38%。

1992年以前, 我国属于乙型肝炎高流行地区, 人群乙肝病毒表面抗原携带率约9.75%, 大约有1.2亿人为慢性乙肝病毒感染者, 几乎每10人中就有1人是乙肝病毒感染者, 每年因乙肝病毒感染相关疾病而死亡的人约有27万人; 2006年以后, 我国的乙肝病毒感染率下降至7.18%。近年来, 我国29岁以下人群乙肝病毒感染率继续下降。2014年全国1~29岁人群乙型肝炎血清流行病学调查结果显示, 我国的HBV感染率持续显著降低, 1~4岁、5~14岁、15~29岁人群的感染率已分别降低至0.32%、0.94%和

4.38%，但我国仍属于乙型肝炎中等偏高的流行国家，估计有9300万慢性乙肝病毒感染者，其中约2000万为慢性乙型肝炎患者。慢性乙型肝炎仍是危害我国人民健康的大问题。

8. 乙型肝炎是怎样传播的

《指南》：HBV主要经血（如不安全注射等）、母婴及性接触传播。由于对献血员实施了严格的HBsAg和HBV DNA筛查，经输血或血液制品引起的HBV感染已较少发生；经破损的皮肤或黏膜传播主要是由于使用未经严格消毒的医疗器械、侵入性诊疗操作、不安全注射，特别是注射毒品等；其他如修足、纹身、扎耳环孔、医务人员工作中的意外暴露、共用剃须刀和牙刷等也可传播。母婴传播主要发生在围生期，大多在分娩时接触HBV阳性母亲的血液和体液。随着乙型肝炎疫苗联合乙肝免疫球蛋白（HBIG）的应用，母婴传播已明显减少。与HBV阳性者发生无防护的性接触，特别是有多个性伴侣者，其感染HBV的危险性增高。

乙型肝炎属于经血传播性疾病。主要通过输血（或血制品）、不安全注射、未经严格消毒的医疗器械传播，母婴传播，性接触传播。

在20世纪70年代以前，由于没有乙型肝炎的检测方法，输血或血制品是乙肝病毒最主要的传播途径。发现乙肝病毒后，由于对献血员实施严格的HBsAg和HBV DNA筛查。经输血或血液制品引起的乙肝病毒感染已较少发生。不安全注射（尤其是注射毒品）、使用未经严格消毒的医疗器械、侵入性诊疗操作等，也会使乙肝病毒有机会"钻进"人的血液中，使人感染，是目前乙型肝炎传播的主要途径。另外，在日常生活中，乙肝病毒也可能通过破损的皮肤黏膜传播，如文身，与乙肝患者共用剃须刀、牙刷等。

母婴传播是我国乙型肝炎最主要的传播途径。如果不接受乙肝疫苗预防，乙肝妈妈所生的孩子60％在2年内可感染乙肝病毒。e抗原阳性的母亲所生的孩子有95％在1年内表面抗原阳性，随着乙肝疫苗联合乙肝免疫球蛋白的应用，母婴传播已明显减少。

乙肝病毒的性接触传播实际上也是通过血液传播。因为乙肝病毒感染者的生殖道分泌物里有乙肝病毒，在性生活的过程中，乙肝病毒可能通过生殖道或生殖器黏膜的破损伤口进入体内，导致感染。但是，乙肝病毒的性传播机会与是否注射过乙肝疫苗、性伙伴多少、机体健康状况等多种因素密切相关。在性乱人群中，乙肝病毒感染的风险较大。意大利一项历时14年的关于急性乙型肝炎感染者的调查显示，其中性乱人群占25.1％。温哥华2000～2003年的调查显示，64例急性乙型肝炎患者中，性乱人群及男－男同性恋者占14％～21.9％，与HBsAg阳性者性接触而被感染者占9.4％，其中与HBsAg阳性的家庭成员性接触而感染者仅1例（1.6％）。在没有接种乙肝疫苗的情况下，夫妻一方为乙肝病毒感染者，使另一方成为慢性感染者的概率仅为6％，90％以上乙肝病毒感染者的配偶在性接触后会自动产生对乙肝病毒的抗体。这是因为成年人感染乙肝病毒和婴幼儿不同。成年人的免疫系统已经发育成熟，大多数成年人感染乙肝病毒后，可以产生对乙肝病毒的免疫力，将病毒清除。只有少数免疫功能低下者可能通过性接触感染，成为慢性乙肝病毒感染者。如果对方注射了乙肝疫苗，乙肝病毒的性传播途径可大大减少。因此，乙肝病毒感染者在对方接种乙肝疫苗后可以结婚。

9. 如何与乙肝病毒感染者相处

由于乙型肝炎在我国流行广泛，危害严重，大家都很害怕感染乙肝病毒。许多人不敢和乙肝病毒感染者交往，"乙肝宝宝"常常不能上幼儿园，一些学校拒绝招收有乙肝病毒感染的学生，更有许多单位把乙肝病毒感染者拒之门外。因此，造成社会上对乙肝病毒感染者的歧视。

我国的3版《乙肝指南》都明确指出：日常学习、工作或生活接触，如同一办公室工作(包括共用计算机等办公用品)、握手、拥抱、同住一宿舍、同一餐厅用餐和共用厕所等无血液暴露的接触,一般不会感染乙肝病毒(图6)。我国有近1亿乙肝病毒感染者,也就是说,我们在日常生活中接触的10个人中,几乎就有1个人是乙肝病毒感染者。在公共汽车上,在游泳池中,在饭店里,尤其是在医院,我们每天都不可避免地接触他们。我们不

《指南》:HBV不经呼吸道和消化道传播,因此,日常学习、工作或生活接触,如同一办公室工作(包括共用计算机等办公用品)、握手、拥抱、同住一宿舍、同一餐厅用餐和共用厕所等无血液暴露的接触不会传染HBV。流行病学和实验研究亦未发现HBV能经吸血昆虫(蚊和臭虫等)传播。

可能生活在真空中。在公共场所,任何一件东西不可能专人使用,不可能没有被乙肝病毒感染者接触过,尤其是钱币,但谁也不会因为害怕感染乙肝病毒而把钱丢弃,可并没有人因为这种接触而感染乙肝病毒。这说明一般接触是不会被乙肝病毒感染的。最好的例子就是乙型肝炎夫妻间的传播情况。夫妻间的接触算是最密切的吧!但调查显示,没有接种疫苗的乙肝病毒感染配偶,使另一方成为慢性乙肝病毒感染者的概率仅为6%。

有人说,乙肝"大三阳"感染者体内有病毒复制,传染性强。但他们忽略了人体免疫系统的作用。大多数免疫功能正常的成年人感染乙肝病毒后,可以将乙肝病毒清除。所以,乙肝病毒感染者的配偶大多数不但没有感染乙肝病毒,还产生了对乙肝病毒的抗体。这足以证明,我们不能只看到病毒的传染性,而忽视人体的免疫性。只要人体免疫功能正常,乙肝病毒在体内是不会有立足之地的。

乙肝病毒不会经呼吸道传播。我们传染病专业的医生为乙型肝炎患者看病时根本用不着戴口罩。乙肝病毒也不会通过消化道传播。这是因为人的胃能分泌一种胃蛋白酶,这种酶可以把乙肝病毒杀死。医生们亦未发现乙肝病毒能通过蚊子等吸血昆虫传播的证据,因为乙肝病毒不像乙型脑炎病毒和登革热病毒那样能在蚊体内复制或存活。

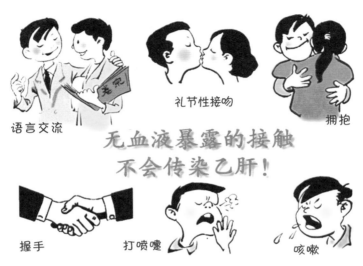

语言交流　　礼节性接吻　　拥抱

无血液暴露的接触
不会传染乙肝！

握手　　打喷嚏　　咳嗽

图6　无血液暴露的接触不会感染乙肝

最重要的是，乙型肝炎虽然是一种传染病，但已经有了安全、有效的疫苗。经过三次疫苗接种后，抗体的阳性率可达90%～96%。我们完全可以通过接种疫苗预防乙型肝炎。

拒绝或歧视乙肝病毒感染者是非常错误的。乙肝歧视不仅造成乙肝病毒感染者的心身伤害，还给他们造成了上学和就业的困难，也是社会不安定和谐的重要因素。

2004年我国新的《传染病防治法》中规定"任何单位和个人不得歧视传染病病人、病原携带者和疑似传染病病人。"2005年1月，国家人事部、原卫生部联合发布了新的《公务员录用体检通用标准（试行）》，明确了乙肝病毒携带者可以当公务员。2010年2月10日国家人力资源和社会保障部、教育部、原卫生部联合发布《关于进一步规范入学和就业体检项目维护乙肝表面抗原携带者入学和就业权利的通知》，进一步明确取消入学、就业体检中的乙型肝炎检测项目，维护乙肝病毒感染者入学、就业权利，保护乙肝表面抗原携带者的隐私。因此，我们不要歧视乙肝病毒感染者，应该允许他们正常工作和学习。

10. 为什么说"乙肝疫苗是预防乙型肝炎最有效的方法"

《指南》：乙型肝炎疫苗预防：接种乙型肝炎疫苗是预防HBV 感染的最有效的方法。

乙型肝炎疫苗简称"乙肝疫苗"，是预防乙肝病毒感染最有效的方法。

乙肝病毒身上有一种特殊信号叫"抗原性"，这种抗原性可以刺激机体免疫系统，使它们发现病毒，并产生一种被称为"抗体"的蛋白质来消灭这些入侵的"敌人"。但是，指望人体在乙肝病毒感染后产生抗体来清除病毒，那太不可靠了。幼年期，免疫系统往往不能识别乙肝病毒；一些免疫功能低下的成年人也不能产生足够的抗体抵御乙肝病毒的感染。于是，人们就想出了一个办法，在体外用化学方法把血液中分离到的乙肝病毒杀死，但还保留它的抗原性，然后注射到人体内，这种被杀死的病毒可刺激人体免疫系统产生相应抗体。这些抗体像"士兵"一样在血液中"巡逻"，一旦有乙肝病毒侵入，不等它们钻进肝细胞，就把它们消灭，达到预防乙型肝炎的目的。这就是最初的血源性乙肝疫苗。

现在，昔日使用的血源性疫苗已被淘汰，原因是有引起血源性疾病传播的风险和浪费大量的血浆。目前使用的乙肝疫苗属于基因工程疫苗。基因工程疫苗也称为重组疫苗，是采用基因工程的重组技术，首先把乙肝病毒表面抗原（HBsAg）的基因片段通过基因工程剪切下来，然后插入到真核酵母菌细胞或哺乳动物细胞——中国仓鼠卵巢细胞（Chinese hamster ovary cell，CHO细胞）基因中，与宿主细胞内的基因进行重组，让重组后的酵母细胞或CHO细胞在体外培养过程中自身增殖的同时产生HBsAg基因片段，将其收集并提纯之后制成的乙肝疫苗，国际上称为第二代乙肝疫苗。利用酵母细胞生产的疫苗称为重组酵母疫苗，利用中国仓鼠卵巢细胞基因生产的疫苗称为重组CHO疫苗。基因工程乙肝疫苗要比血源性疫苗好得多，它不仅可避免血液传播疾病的风险，而且还可以大量生产，价格便宜，可预防所有已知亚型的乙肝病毒感染。

1981年，美国首先生产出血源性乙肝疫苗；1982年，血源性乙肝疫苗在全世界推广使用；1985年，重组酵母乙肝疫苗问世。我国卫生部于1992年将乙肝疫苗纳入计划免疫管理，对所有新生儿接种乙肝疫苗，但疫苗及其接种费用需由家长支付；自2002年起正式纳入计划免疫，对所有新生儿免费接种乙肝疫苗，但需支付接种费；自2005年6月1日起改为全部免费。普及接种乙肝疫苗后，我国青年与儿童中的乙肝病毒感染率持续下降（图7）。1~4岁、5~14岁、15~29岁人群的感染率从1992年的9.67%、10.74%和9.76%下降到2014年的0.32%、0.94%和4.38%。因此说，接种乙肝疫苗是预防乙肝病毒感染最有效的方法。

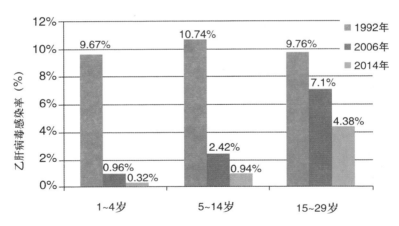

图7 我国3次血清流行病学调查29岁以下人群乙肝病毒感染率的比较

11. 什么人应该接种乙肝疫苗

2005年版《乙肝指南》中乙肝疫苗接种对象主要是新生儿和没有接种过乙肝疫苗的婴幼儿，2010年版以后的《乙肝指南》增加了15岁以下未接种过乙肝疫苗的儿童。这是因为我国的乙型肝炎传播途径主要是母婴传播，新生儿和婴幼儿机体免疫系统尚未发育完善，不能识别和清除侵入体内的乙肝病毒，反而和它们"和平共处"，不仅容易被乙肝病毒感染，而且还容易慢性化。

《指南》：乙型肝炎疫苗的接种对象主要是新生儿，其次为婴幼儿、15岁以下未免疫人群和高危人群（如医务人员、经常接触血液的人员、托幼机构工作人员、接受器官移植患者、经常接受输血或血液制品者、免疫功能低下者、HBsAg阳性者的家庭成员、男男同性性行为、有多个性伴侣和静脉内注射毒品者等）。

医务人员、经常接触血液的检测人员和乙肝病毒感染者的家庭成员被乙肝病毒感染的机会较多，器官移植患者、血液透析者、经常接受输血或血液制品治疗患者和静脉注射毒品者都是经血直接感染乙肝病毒的高危人群；免疫功能低下者一旦感染了乙肝病毒，常常不能把它们清除；男-男同性恋或有多个性伴侣者更容易通过性接触感染乙肝病毒。这些人都应该接种乙肝疫苗。为了保护儿童不受乙肝病毒的感染，托幼机构工作人员也应该接种乙肝疫苗。

12. 如何接种乙肝疫苗

《指南》：乙型肝炎疫苗全程需接种3针，按照0、1和6个月程序，即接种第1针疫苗后，在1个月和6个月时注射第2及第3针疫苗。新生儿接种第1针乙型肝炎疫苗要求在出生后24h内，越早越好。接种部位新生儿为臀前部外侧肌肉内或上臂三角肌肌内注射，儿童和成人为上臂三角肌中部肌内注射。

乙肝疫苗全程需要接种3针。这是因为接种第1针疫苗后，产后的抗体较少，而且很快下降，在血液中大多检测不出来。只有接种了全程3针乙肝疫苗后，才能产生较高而持久的免疫力。美国的研究显示：婴幼儿接种第1针乙肝疫苗后，抗体阳性率（≥10mIU/ml）为16%～40%；接种第2针疫苗后，抗体阳性率升高到80%～95%，接种第3针疫苗后，98%～100%的孩子都产生了10mIU/ml以上的抗体量。因此，世界卫生组织强调，只有完成3针乙肝疫苗接种才能算完成了全程的乙肝疫苗预防接种。

《指南》：对HBsAg阴性母亲的新生儿可用10μg重组酵母乙型肝炎疫苗免疫；对新生儿时期未接种乙型肝炎疫苗的儿童进行补种，剂量为10μg重组酵母乙型肝炎疫苗或20μg仓鼠卵巢细胞(Chinese hamster ovary cell, CHO)重组乙型肝炎疫苗；对成人建议接种3针20μg重组酵母乙型肝炎疫苗或20μg CHO重组乙型肝炎疫苗。

新生儿乙肝疫苗接种的时间推荐为出生后24小时内尽快接种。如果婴儿出生时未能及时接种乙肝疫苗，发生乙肝病毒感染的风险就会升高。一项研究显示，HBsAg阳性产妇所生婴儿，如在出生7天后才接种首针乙肝疫苗，其发生乙肝病毒感染的风险是出生1～3天内接种疫苗者的8.6倍。我国是乙型肝炎高流行国家，1992年以前，我国的乙肝病毒感染率高达9.75%，几乎每10人中就有1人是慢性乙肝病毒感染者。现在的父母几乎都是1992年以前出生的。如果这些父母分散在不同家庭，再加上他们的爷爷奶奶，我国儿童出生后接触乙肝病毒感染者的概率超过2/10。如果不及时接种乙肝疫苗，乙肝病毒感染的机会是很高的。因此，我国2015年版《乙肝指南》推荐："对新生儿时期未接种乙肝疫苗的儿童应进行补种，剂量为10μg重组酵母或20μg CHO重组乙肝疫苗。"

如果新生儿出生后因疾病等原因3针乙肝疫苗免疫程序中断，重新开始接种时不需要从第1针重新开始，只要继续完成第2针或第3针乙肝疫苗的接种即可；如果仅仅第3针被推迟，则应尽早接种。但是，第2针与第3针之间应至少间隔4周，因为这种间隔有助于增加乙肝抗体产生量。

婴幼儿不用做任何检查就可以接种乙肝疫苗；成人和年长儿童应该先进行乙肝病毒血清学检测，排除已经感染乙肝病毒后再进行疫苗接种。

乙肝疫苗在全球已经广泛应用近30年，实践证明是非常安全的。疫苗接种后有10%～15%的接种者可发生局部反应，偶有低热、上呼吸道及胃肠道症状，罕见过敏反应。患有其他肝病的患者最好等肝功能恢复后再接种乙肝疫苗；妊娠期间注射乙肝疫苗不会影响胎儿，但最好在妊娠前接种，以免发生不良反应；发热、急性传染病或其他严重疾病者，过敏体质者应暂缓接种乙肝疫苗。乙肝疫苗可以和流脑疫苗、卡介苗、百白破三联疫苗、脊髓灰质炎疫苗、乙型脑炎疫苗同时接种，接种程序按照计划免疫所要求的顺序进行，但是乙肝疫苗最好不要和麻疹疫苗同时接种。

疫苗接种后免疫成功的标志是乙肝病毒表面抗体转为阳性。疫苗接种后，机体至少要经过1个月左右才能逐渐产生抗体，我们应该在完成全程疫苗接种1～2个月后进行抗体检测。

13. 如何阻断乙型肝炎的母婴传播

《指南》：单用乙型肝炎疫苗阻断母婴传播的阻断率为87.8%。对HBsAg阳性母亲所生新生儿，应在出生后24h内尽早（最好在出生后12h）注射乙型肝炎免疫球蛋白（HBIG），剂量应≥100IU，同时在不同部位接种10μg重组酵母乙型肝炎疫苗，在1个月和6个月时分别接种第2和第3针乙型肝炎疫苗，可显著提高母婴传播的阻断成功率。

乙肝病毒感染的母亲可将病毒传染给自己的孩子。如果不采取母婴阻断措施，乙肝病毒感染的母亲所生的孩子60%在2年内可感染乙肝病毒；表面抗原和e抗原均阳性的母亲所生婴儿感染风险为70%～90%，表面抗原阳性而e抗原阴性的母亲所生婴儿感染风险约10%～40%。

乙肝病毒母婴传播的途径有：宫内感染，产时感染，产后感染。新生儿在出生时接种第1针乙肝疫苗后，抗体产生较少，而且最早也需要在接种半个月后出现。对于新生儿出生时感染的乙肝病毒常常来不及阻断。因此，单用乙肝疫苗阻断母婴传播的有效率较低，只有87.8%。如果在出生后立即注射1剂乙肝免疫球蛋白100～200国际单位，再接种乙肝疫苗（乙肝免疫球蛋白＋乙肝疫苗联合免疫），可使乙肝病毒母婴传播的阻断率提高至95%。乙肝免疫球蛋白就是乙肝病毒表面抗体，注射乙肝免疫球蛋白可以立即中和并清除从母血污染进入婴儿体内的乙肝病毒。因此，乙肝免疫球蛋白注射的时间越早越好，最好在新生儿出生12小时以内。

需要注意的是：由于乙肝疫苗是乙肝病毒表面抗原的一部分，而乙肝免疫球蛋白就是中和这种抗原的抗体。如果在同一部位注射，抗原和抗体相互中和，有可能削弱它们原来的作用。因此，乙肝免疫球蛋白最好先于乙肝疫苗注射，且不要注射在同一部位。

2005年版和2010年版的《乙肝指南》推荐的乙肝母婴阻断免疫措施有两个方案，其中第二个方案是新生儿出生后注射两剂乙肝免疫球蛋白，并认为效果更好，但2015年版《乙肝指南》删除了第二个方案，这是为什么呢？

在以往的很多研究中，乙肝免疫球蛋白只在出生时使用1次，但也有使用多次的报道，如在出生时和2周龄、1个月龄或在出生时和2个月龄时使用2次乙肝免疫球蛋白等。但近年来的研究发现，出生后多次使用乙肝免疫球蛋白与只在出生时使用1次乙肝免疫球蛋白的免疫效果比较，无明显差异。因此，目前我国新发布的《乙型肝炎病毒母婴传播预防临床指南（第1版）》和2015年版《乙肝指南》均推荐乙肝免疫球蛋白仅在出生后立即注射1剂，无须再进行第2次被动免疫注射（图8）。

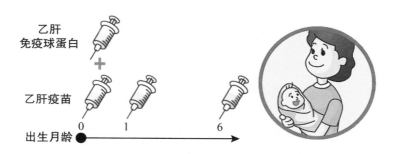

图8 乙肝病毒感染母亲所生新生儿主动+被动免疫的母婴阻断方法

《*指南*》：HBV DNA 水平是影响 HBV 母婴传播的最关键因素。HBV DNA 水平较高（>10^6 IU/ml）母亲的新生儿更易发生母婴传播。近年有研究显示，对这部分母亲在妊娠中后期应用口服抗病毒药物，可使孕妇产前血清中 HBV DNA 水平降低，进一步提高新生儿的母婴阻断成功率。具体请参见"特殊人群抗病毒治疗——妊娠相关情况处理"。

乙肝病毒母婴传播的发生率与母亲体内乙肝病毒DNA水平和e抗原状况密切相关。从目前采用的乙肝疫苗+乙肝免疫球蛋白联合母婴传播阻断的患者中已经观察到，阻断失败的病例大多发生在母亲血清HBV DNA含量>10^6 IU/ml的孩子中。因此，对于血清HBV DNA>10^6 IU/ml的乙肝病毒感染母亲还可在知情同意的情况下，于妊娠28周左右使用妊娠期安全程度B级的抗病毒药，降低母亲血中HBV DNA水平，进一步提高乙肝病毒的母婴阻断率（见第121条：如何进一步提高乙肝妈妈所生宝宝的母婴阻断成功率）。

14. 乙肝孕妇能不能做羊膜腔穿刺

羊膜腔穿刺可能增加乙肝病毒母婴传播的风险，因为羊膜腔穿刺会破坏孕妇的胎盘屏障，使乙肝病毒有机会钻进子宫感染胎儿。因此，我国的

《乙肝指南》指出："对HBsAg阳性的孕妇，应避免羊膜腔穿刺。"那么，乙肝病毒感染的妊娠母亲如果唐氏筛查高危险怎么办呢？

> 《指南》：对HBsAg阳性的孕妇，应避免羊膜腔穿刺，保证胎盘的完整性，尽量减少新生儿暴露于母血的机会。

2003年加拿大医生在一篇有关乙型和丙型肝炎，艾滋病妇女羊膜腔穿刺指导意见时提出：羊膜腔穿刺导致乙型肝炎母婴传播风险是低的，但e抗原阳性的孕妇应慎重考虑。2009年和2010年，法国和西班牙的指导意见也重申了加拿大的这一主张。因此，对于乙肝病毒感染的孕妇应先进行唐氏筛查，谨慎进行羊膜腔穿刺。经唐氏筛查为唐氏综合征高风险者，若HBV DNA低复制或检测不出，在知情同意后可以考虑进行羊膜腔穿刺；若HBV DNA高复制，除非特殊原因，一般不建议进行羊膜腔穿刺检查。

不能进行羊膜腔穿刺检查的乙肝病毒感染妊娠母亲也不用担心，现在已经有了一种无创DNA产前检测技术，也被称为"无创胎儿染色体非整倍体检测技术"。这种检查手段比羊膜腔穿刺检查安全，不用刺破子宫，只需采取孕妇静脉血，利用新一代DNA测序技术对母体外周血浆中的游离DNA片段（包含胎儿游离DNA）进行测序，并将测序结果进行生物信息分析，可以从中得到胎儿的遗传信息，从而检测出胎儿是否患21-三体综合征（唐氏综合征）、18-三体综合征（爱德华综合征）、13-三体综合征（帕陶综合征）三大染色体疾病。不过其花费会高于羊膜腔穿刺检查，如果检测结果为阳性，还需要经过羊膜腔穿刺确认。

15. 乙肝母亲可以给孩子喂奶吗

母乳喂养对婴儿生长十分重要，与非母乳喂养的婴儿相比，母乳喂养的婴儿发育较好，较少患病。所以，世界卫生组织多次强调，尽可能采取母乳喂养的方式。但是，乙型肝炎的传播途径与艾滋病相同，且比艾滋病的传染性更强，而乙肝病毒感染母亲的奶水中含有乙肝病毒，可以检测到乙肝病毒DNA，乙肝病毒感染母亲母乳喂养增加了儿童密切接触传染源的机会，因此，很多人都会担心母乳喂养会不会增加乙型肝炎母婴传播的风险。

> 《指南》：新生儿在出生12h内注射乙型肝炎免疫球蛋白和乙型肝炎疫苗后，可接受HBsAg阳性母亲的哺乳。

2011年，复旦大学公共卫生安全教育部重点实验室郑英杰副教授对在全世界公开发表的32项研究进行了系统的综合分析。结果表明，乙肝病毒感染母亲所分娩的5650例婴儿在接受常规乙肝疫苗免疫接种后，有244例婴儿（4.32%）被乙肝病毒感染，其中母乳喂养的2717例婴儿，感染乙肝病毒者114例（4.2%），进行人工喂养的2933名婴儿，感染乙肝病毒者130例（4.4%）。提示母乳喂养与人工喂养的婴儿乙肝病毒感染率相似，而且无论母亲为HBeAg阳性还是阴性，母乳喂养和人工喂养的婴儿感染乙肝病毒的概率也是相似的。说明乙肝病毒感染母亲母乳喂养不会增加乙肝病毒母婴传播的风险。因此，我国三个版本的《乙肝指南》均推荐："新生儿在出生12小时内注射乙肝免疫球蛋白和乙肝疫苗后，可接受HBsAg阳性母亲的哺乳。"

产后出现明显肝功能异常的母亲不建议母乳喂养。这并非是肝功能异常母亲的传染性更强，而是为了母亲和婴儿的健康。从母亲的健康考虑，母亲用母乳哺育宝宝是十分辛苦的工作。而肝功能异常的母亲需要好好休息，如果不分白天、黑夜地用母乳哺育宝宝，母亲则得不到很好的休息，不利于母亲肝功能的恢复甚至有可能导致肝病加重。肝细胞的修复需要蛋白质，而肝功能异常的母亲给宝宝喂奶，可使母亲体内的蛋白质从奶水中大量丢失，不利于母亲的肝细胞修复。从婴儿的健康考虑，肝脏是制造蛋白质的场所，人体的蛋白质，包括母亲奶水中的蛋白质都是在肝脏合成的。肝功能异常时，肝脏合成蛋白质的能力减弱，奶水的质量也会下降，甚至还不如人工喂养。

16. 接种乙肝疫苗后没有产生抗体该怎么办

《指南》：对免疫功能低下或无应答者，应增加疫苗的接种剂量（如60μg）和针次；对3针免疫程序无应答者可再接种1针60μg或3针20μg重组酵母乙型肝炎疫苗，并于第2次接种乙型肝炎疫苗后1~2个月检测血清中抗–HBs，如仍无应答，可再接种1针60μg重组酵母乙型肝炎疫苗。

对于大多数人来说，接种乙肝疫苗后都可以刺激机体免疫系统，"呼唤"出对乙肝病毒的特异性抗体（抗–HBs），使机体对乙肝病毒产生抵抗力，这就是机体免疫系统对疫苗的"应答"。美国的研究显示：婴幼儿接种第1针乙肝疫苗后，抗体阳性率（≥10mIU/ml）为16%~40%；接种第2针疫苗后，抗体阳性率升高到80%~95%，接种第3针疫苗后，98%~100%的孩子都产生了10mIU/ml以上的抗体。青少年和成年人接种1~3针乙肝疫苗后的抗体阳性率稍低于婴幼儿，分别为20%~30%、75%~80%和90%~95%。

按照0–1–6个月免疫程序全程接种乙肝疫苗1个月后进行血清抗–HBs定量检测，血清抗–HBs < 10毫国际单位/毫升（mIU/ml）为无应答，抗–HBs在10~100mIU/ml为低应答，抗–HBs ≥ 100mIU/ml为正常应答。全程接种3针乙肝疫苗后，大约有4%~10%无应答或低应答。

对疫苗接种后无应答或低应答者实施加强疫苗接种，提高疫苗接种剂量和增加接种针次可有效改善抗体的应答水平。有研究显示，对无应答的儿童按0–1–6个月免疫程序加强免疫，5μg剂量组免疫后产生抗体者达70%，10μg剂量组免疫后产生抗体者达91%。加强免疫1剂后，有61%达到正常应答（抗–HBs > 100mIU/ml）；加强免疫3剂后85%达到正常应答。

机体对疫苗的应答情况有时也与疫苗的抗原结构有关，对重组酵母乙肝疫苗免疫后低应答或无应答者换用高剂量的中国仓鼠卵巢细胞（CHO）疫苗或甲、乙型肝炎联合疫苗，可提高免疫成功率。因此，我国2015年版《乙肝指南》推荐："对免疫功能低下或无应答者，应增加疫苗的接种剂量（如60μg）和针次；对3针免疫程序无应答者可再接种1针60μg或3针20μg重组酵母乙肝疫苗，并于第2次接种乙肝疫苗后1~2个月检测血清中抗–HBs，如仍无应答，可再接种1针60μg重组酵母乙肝疫苗。"

17. 接种乙肝疫苗后的免疫力可维持多久

《指南》：接种乙型肝炎疫苗后有抗体应答者的保护效果一般至少可持续12年，因此，一般人群不需要进行抗–HBs监测或加强免疫。但对高危人群可进行抗–HBs监测，如抗–HBs < 10mIU/ml，可给予加强免疫。

乙肝疫苗接种后产生抗体的保护效果可维持至少12年。HBsAg阴性母亲的新生儿在乙肝疫苗全程免疫后乙肝病毒感染率很低，10~11年中的感染率为0.72%，而且多为一过性。因此，如果母亲HBsAg阴性，新生儿和学龄前儿童完成乙肝疫苗全程免疫后，入初中之前可以不考虑加强接种乙肝疫苗。

目前国内尚未制定统一的乙肝疫苗加强免疫方案。北京市在新生儿普遍免疫的基础上，对初中入学新生中未接种过乙肝疫苗者进行全程免疫接种，对出生或学龄前已接种过乙肝疫苗，但接种时间超过5年的学生进行加强免疫。加强免疫的剂量为每次10μg，共2次，间隔1个月。

HBsAg阳性母亲的新生儿全程免疫后7个月龄至1岁、3岁和6岁时均应进行抗–HBs检测；对成人，尤其是高危人群，全程免疫后1~6个月应检测抗–HBs。抗–HBs阴性或<10mIU/ml者应进行加强免疫。加强免疫的剂量为每次20μg，共2次，间隔1个月。

18. 什么是乙肝病毒的"意外暴露","意外暴露"后如何预防

　　意外接触乙肝病毒感染者的血液和体液在医学上有一个名词叫做"意外暴露"。经常有人向医生提问：和乙肝病毒感染者一起吃过饭算不算"意外暴露"？和乙肝病毒感染者一起打过球或者用过同一台电脑算不算"意外暴露"？

> 　　《指南》：意外暴露后预防：当有破损的皮肤或黏膜意外暴露HBV感染者的血液和体液后，可按照以下方法处理：
>
> 　　①血清学检测：应立即检测HBV DNA、HBsAg、抗-HBs、HBeAg、抗-HBe、抗-HBc和肝功能，酌情在3个月和6个月内复查。
>
> 　　②主动和被动免疫：如已接种过乙型肝炎疫苗，且已知抗-HBs阳性者，可不进行特殊处理。如未接种过乙型肝炎疫苗，或虽接种过乙型肝炎疫苗，但抗-HBs < 10mIU/ml或抗-HBs水平不详者，应立即注射乙型肝炎免疫球蛋白200～400IU，并同时在不同部位接种1针乙型肝炎疫苗（20μg），于1个月和6个月后分别接种第2和第3针乙型肝炎疫苗（各20μg）。

　　乙肝病毒不会通过消化道传播，因为胃液中的蛋白酶可以使病毒失去活性。乙肝病毒通过皮肤伤口或黏膜破损感染的风险也与伤口大小、深浅和新鲜程度有关。小而浅的划痕，陈旧的伤口由于血管已经闭合，病毒很难进入。《乙肝指南》中所说需要进行处理的乙肝病毒"意外暴露"是指皮肤或黏膜新鲜破损时意外接触乙肝病毒感染者的血液和体液。例如：医务人员在医疗、护理乙肝患者过程中的针刺、切割伤，警察、司法人员等在追捕、看守乙肝病毒感染的犯人时意外受伤，受到乙肝感染者的性侵犯或伤害。这种"意外暴露"的机会在一般人群中是很少见的。一旦发生乙肝病毒"意外暴露"，可以按照我国《乙肝指南》的推荐，进行血清学检测、接种乙肝疫苗或给予乙肝免疫球蛋白实施主动和被动免疫。

19. 发现乙肝病毒感染者后医生为什么要向防疫部门报告

《指南》：对患者和携带者的管理：对已经确定的 HBsAg 阳性者，应按规定向当地疾病预防控制中心报告，并建议对患者的家庭成员进行血清 HBsAg、抗 –HBc 和抗 –HBs 检测，并对其中的易感者（该三种标志物均阴性者）接种乙型肝炎疫苗。

医生在新发现1例乙肝病毒感染者后都要向当地疾病预防控制中心报告。但是，常常遇到一些感染者不愿意说出自己的真实姓名、住址，害怕别人知道自己感染了乙肝病毒，遭受歧视。其实，医生填写传染病报告卡是我国《传染病防治法》规定的，医生在诊治过程中发现甲、乙、丙类传染病都必须向当地疾病预防控制中心报告。疾病预防控制中心获得各种传染病流行的信息后，可按照我国的《传染病防治法》对传染病实施有效的控制和预防。乙型肝炎属于我国《传染病防治法》中的乙类传染病，因此医生在确诊乙肝病毒感染者后要向当地疾病预防控制中心报告。在传染病报告的过程中，医生不会泄露患者的隐私。因此，乙肝病毒感染者应该配合医生完成传染病的报告工作。

20. 肝功能异常或有黄疸的乙肝患者传染性会更强吗

有人认为肝功能异常或有黄疸的乙型肝炎患者传染性比肝功能正常的乙肝病毒携带者传染性强。这是一种错误的认识。这种认识来源于20世纪70年代以前。当时，各种肝炎病毒尚未发现，人们还不能区分甲型肝炎和乙型肝炎，只有通过肝功能和黄疸的检查才能知道患者得了肝炎。所以，在那个时候，人们只好把肝功能和黄疸作为肝炎的诊断标志，提示患者有一定的传染性。实际上，酒精性肝炎和脂肪肝患者的肝功能也可以升高甚至出现黄疸，但他们

> **《指南》**：乙型肝炎患者和HBV携带者的传染性高低主要取决于血液中HBV DNA水平，与血清ALT、AST或胆红素水平无关。对乙型肝炎患者和携带者的随访见本指南"患者的随访管理"。

体内不存在肝炎病毒，因此没有传染性。而肝功能正常的乙肝病毒感染者则具有传染性。现在，人们已经能准确地检测出血液中的各种肝炎病毒和病毒的复制状况。在乙肝病毒感染者中，病毒复制越活跃的人传染性较强。因此，乙肝病毒感染者血液中HBV DNA水平决定了感染者传染性的高低。HBV DNA阳性的乙肝病毒携带者和慢性乙型肝炎患者的传染性是一样的。

21. 为什么乙肝病毒携带者可以正常工作和学习

> **《指南》**：对慢性HBV感染者及非活动性HBsAg携带者，除不能捐献血液、组织器官及从事国家明文规定的职业或工种外，可照常工作和学习，但应定期进行医学随访。

社会上的一些所谓"肝炎-肝硬化-肝癌三部曲""乙肝传染性很强""乙肝可以遗传"等广告宣传扩大了乙型肝炎的危害性，使许多人产生了对乙型肝炎的过分恐惧，造成了对乙肝病毒感染者的歧视。

乙肝歧视的社会现象不仅使乙肝病毒感染者心理上受到了严重的伤害，而且还危害到他们的家庭，扰乱了社会经济，破坏了社会风气，甚至影响了社会的安定团结。

许多乙肝病毒感染者很难找到工作，一些学校也拒收乙肝病毒携带者，甚至一些医院的医生也不愿意为乙肝病毒感染者做手术。一些人误认为，乙肝病毒感染者动过的东西都带有病毒，可能造成传染，谁也不敢碰。如果这种情况继续下去，这就意味着我国1亿多人会因为乙肝病毒感染而失业或失学，那么这些人的温饱问题谁来解决？

一些能够享受公费或医保的乙型肝炎患者经常自费治疗，甚至不敢看病，因为他们害怕单位知道自己感染了乙肝病毒，丢掉手中的饭碗。他们常常带病工作，延误了治疗时机。他们也非常害怕婚检，因为这有可能使他们失去美好的婚姻。

在这种无法回避的社会歧视下，许多乙肝病毒感染者为了"转阴"，走上了漫漫的求医之路。他们四处求医，什么药都吃，什么针都打，甚至发生了严重的药物不良反应。在这种乱用药、乱治疗的情况下，那些骗人的医疗广告便有机可乘了，各种"祖传密方""基因治疗"铺天盖地而来，更有些所谓"专家"热情跟踪，极力推广。使得一些患者哪怕家徒四壁，也不惜砸锅卖铁，举家借债，进行所谓"转阴"治疗。实际上，许多肝功能正常的乙肝病毒携带者本来是可以不治疗的。如果这种乙肝过度治疗的情况得不到纠正，会严重扰乱医疗市场，有许多医保和公费医疗的费用被浪费掉了，而真正应该治疗的慢性乙型肝炎患者却得不到足够的治疗费用！

由于乙肝病毒感染者求医无门，求学、求生困难，许多感染者或多或少地存在一些心理障碍。他们性格孤僻、抑郁、自闭甚至走上自杀或反社会的道路。如果这种情况继续下去，类似乙肝病毒携带者杀死公务员的悲剧事件还会发生，社会难以安定！

实际上，许多科学道理说明乙肝病毒携带者可以正常工作和学习，与他们一起工作，一起吃饭不会感染乙肝病毒。

人们往往认为，肝炎是通过消化道传播的传染病，但实际上这种误解来自于对甲型和戊型肝炎的认识。在甲、乙、丙、丁、戊这五型病毒性肝炎中，甲型和戊型肝炎是通过消化道传播的疾病，而乙肝的传播途径主要是经血液和母婴传播，不会通过消化道传播。甲型肝炎病毒曾造成上海市发生医学史上最大的甲型肝炎暴发流行，累计150多万人感染，31万人发病；戊型肝炎病毒曾肆虐我国新疆南部18个月之久，使12.2万人得了戊型肝炎，717人死亡。但医学史上从无因接触乙肝病毒感染者造成社会上乙型肝炎流行的记录。在我国9年义务教育期间，中、小学生入学从来不体检，孩子们经常在一起吃饭，一起打闹，从无顾忌。他们中间的乙肝病毒感染者并没有造成乙型肝炎在中小学中流行。那为什么他们长大后，就会因为乙肝病毒感染而不能上大学或找工作了呢？

乙肝病毒感染人体，多是悄悄潜入，并在体内长期共存，目前全世界还没有能把乙肝病毒完全从体内清除的药物。有2/3的乙肝病毒感染者可能终生携带病毒，而不发病，和正常人一样能够胜任各种工作和体力劳动；只有1/3的感染者会发展成为慢性肝炎，在医生的积极治疗下，他们多数能够好转，转变为乙肝病毒携带状态，恢复正常工作的能力；只有少数患者因治疗不及时可能发展为肝硬化和肝癌。所以，不能因此就让这1亿多人口都不工作，都不上学吧！我国的乙型肝炎流行历史已经很久，多少年前，我们的父亲、母亲中乙肝病毒感染者不都是和正常人一样工作吗？

有些学校和单位担心乙肝病毒感染者一旦发病，会影响工作、增加医疗费用。实际上，人类疾病是多种多样的，人的一生可能会发生多种疾病，不仅仅只有乙型肝炎。入学和就业体检不可能筛查出所有疾病的隐患。在没有感染乙肝病毒的人群中，有可能带有高血压、心脏病、肾病甚至癌症的隐患。他们被录用后，虽然不会得乙型肝炎，但可能发生其他疾病，也会影响工作，也要花钱治病。解决这一难题的最好办法就是医疗保险，而不是去筛查某些疾病的隐患。

乙型肝炎虽然是一种传染病，但已经有了安全、有效的疫苗。经过三次疫苗接种后，抗体的阳性率可达90%～96%。因此，乙型肝炎已经进入可控制的传染病行列。我国政府已经把接种乙肝疫苗纳入国家计划免疫之中，所有新生儿、入学儿童和少年都在预防人群之列。如果学校和单位都能为学生或职工接种乙肝疫苗，不仅保护了所有学生和职工不受乙肝病毒感染，而且也为我国早日控制乙型肝炎的流行做出了贡献。有了这样好的预防措施，何必采用根本无法实现的隔离，把乙肝病毒感染者拒之于门外呢？

2005年1月，国家人事部、原卫生部联合发布了新的《公务员录用体检通用标准（试行）》，明确了乙肝病毒携带者可以当公务员。2010年2月10日国家人力资源和社会保障部、教育部、原卫生部联合发布《关于进一步规范入学和就业体检项目维护乙肝表面抗原携带者入学和就业权利的通知》，进一步明确取消入学、就业体检中的乙肝检测项目，维护乙肝表面抗原携带者入学、就业权利，保护乙肝表面抗原携带者隐私。这无疑是一个非常大的进步，受到了所有乙肝病毒感染者和他们家庭的拥护。我们大家都应该宣传这些科学道理，让社会多一点对乙肝病毒感染者的关爱，这不仅关系到近一亿人的命运，也关系到社会的风气和安定团结。

22. 如何预防不安全注射及经破损皮肤—黏膜传播乙型肝炎

乙型肝炎主要经血传播，包括输血、医源性传播、生活中的微小创口感染等。由于我国对献血员进行了严格的筛选，尤其是无偿献血的实施，输血传播乙型肝炎已经很少见到，血制品也安全了。目前经血传播的主要途径是不安全注射，特别是注射毒品。在全球范围内由于不安全注射所致的乙肝病毒感染达2100万例，占乙肝病毒新发感染

> 《指南》：切断传播途径：大力推广安全注射（包括针灸的针具），并严格遵循医院感染管理中的标准预防原则。服务行业所用的理发、刮脸、修脚、穿刺和文身等器具也应严格消毒。注意个人卫生，杜绝共用剃须刀和牙具等用品。

的32%。

不安全注射包括3种形式。

※ 第一种形式：注射器或针头不消毒反复使用。针头中常常会残留微量患者的血液，造成疾病传播。据世界卫生组织统计，全球每年有大约60亿例次注射操作是再次使用未经消毒的注射器或针头。这种不安全注射的情况在发展中国家占所有注射操作的40%；在有些国家，这个比例可高达70%。静脉穿刺一般是医生和护士在诊断或治疗疾病时，用来为患者取血、补充液体或注射药物的方法，但吸毒者却利用这种方法注射毒品，以达到他们对毒品的需要和满足。由于毒瘾，吸毒者需要频繁注射，甚至几小时就需要注射一次毒品。因此，一次性注射器的使用往往被吸毒者认为是非常巨大的经济负担，沉迷在毒品麻醉中的吸毒者也根本无暇顾及注射器的消毒，毒瘾发作时更会使吸毒者无所顾忌地疯狂注射，注射器常常反复使用或与他人共用，很可能在注射过程中感染乙肝病毒和其他经血传播疾病。

※ 第二种形式：过多采用注射治疗。治疗疾病时，过多地采用注射治疗也增加了不安全注射的风险。世界卫生组织指出："在世界某些地区，注射治疗完全不顾及实际需要与否，其用量之大已不再以合理的医疗规范为依据。在有的情况下，接受初级卫生保健提供者服务的患者中，十人有九人都要接受注射治疗，其中70%以上为不必要的注射或者可以使用口服药物。"而许多患者往往认为注射治疗效果更好也更快，患病后愿意接受注射治疗，但实际上，频繁注射增加了经血传播疾病的风险。

※ 第三种形式：乱丢医疗垃圾。医疗垃圾，尤其是注射器和针头中很可能藏有乙肝病毒或其他致病微生物。用后不处理，随意丢弃，很有可能扎到种地的农民；被孩子捡到，可能伤害孩子；流入黑市再次销售，导致更多的不安全注射，造成疾病传播。我国国务院在2003年就颁布了《医疗废物管理条例》。可是，在一些边远和落后地区，医疗垃圾的处理仍无人监管。

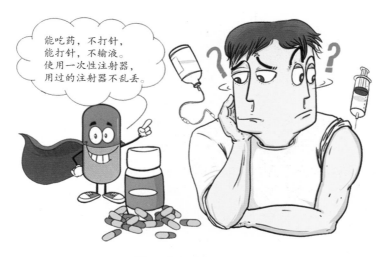

图9　如何注射才安全

　　世界卫生组织和全球安全注射网络给安全注射下的定义为："安全注射、静脉穿刺针采血操作或静脉置入器材，要做到以下几点：①对接受注射者无害；②不会造成医务人员感染疾病的风险；③注射废物不对他人造成危害。"

　　做到安全注射这三条并非难事。要大力宣传安全注射的知识，使所有人都了解安全注射的重要意义。让老百姓知道，减少不必要的注射治疗是防止不安全注射的最好方法。发热（发烧）、腹泻不一定都要打针，大多数疾病可以通过吃药治愈。口服药物不会有传播乙型肝炎等疾病的风险。看病要到正规医院和诊所，注射治疗时一定要使用一次性注射器和医疗器械，做到"一人一针一管"，绝对不能使用别人用过的注射器。一次性注射器的价格仅几毛钱，而一旦感染了乙型肝炎、丙型肝炎或艾滋病，几万元也不一定能治好疾病。

　　要做到安全注射，一定要远离毒品。吸毒者在成瘾后，口服或其他途径的吸毒方式往往不能满足自己对毒品的需求，因此逐渐发展为静脉注射毒品。沾染毒瘾后，不仅毒品会对身体造成毒害，而且还可能因不安全注射感染乙型肝炎、丙型肝炎和艾滋病。

另外，服务行业中理发、刮脸、修脚、穿刺和文身等用具如果不经消毒，也可被乙肝病毒污染，又通过伤口感染其他人。经常接触患者血液、体液和分泌物的医务人员在操作时应该戴手套，以防病毒通过皮肤伤口感染自己。

目前许多专家认为，生活中密切接触感染乙肝病毒的途径实质上属于通过微创口传播。在家庭生活中针刺、刀划或皮肤擦伤是不可避免的，如果家中有乙肝病毒感染者，他们血液和体液中所带的病毒很有可能通过这些微创口传播。因此，在家庭中也应注意不要共用牙刷、剃须刀、挖耳勺等。但是，在强调这些的同时，我们也用不着过分惧怕乙肝病毒的传播，尽管乙肝病毒见缝就钻，但不要忘记，大多数人体的免疫系统也不是"吃干饭"的，它们有能力抵御乙肝病毒感染；更重要的是，我们已经有了安全有效的乙肝疫苗，为乙肝家庭成员接种乙肝疫苗是对他们最好的保护。

23. 如何看待乙型肝炎的性传播

乙肝病毒可以通过性传播而感染。但是，性传播的机会与是否注射过乙肝疫苗、性伙伴多少、机体健康状况等多种因素密切相关。夫妻双方一方是乙肝病毒感染者，另一方在注射疫苗并产生抗体后性生活是安全的，不必采用安全套等保护措施；未注射过乙肝疫苗，夫

> 《指南》：若性伴侣为 HBsAg 阳性者，应接种乙肝疫苗或采用安全套；在性伙伴健康状况不明的情况下，一定要使用安全套，以预防乙型肝炎及其他血源性或性传播疾病。

妻间尽管感染乙肝病毒的机会高达90%，但真正使对方成为慢性乙肝病毒感染者的机会并不多，只有6%；其余的乙肝配偶80%左右产生了乙肝病毒表面抗体，10%左右乙肝病毒两对半指标全阴性或只可检测出抗–HBc和抗–HBe。乙肝病毒感染者的配偶应在结婚前检查乙肝病毒血清学指

标。如抗HBs阴性，应先注射乙肝疫苗，待体内产生了足够抗体后再结婚。

但是，性乱人群中乙肝病毒感染者明显高于普通人群。这是因为正常的夫妻关系可以提高机体免疫力，少量病毒进入体内后会很快被机体免疫系统清除，并产生抗体；而性乱人群常有多个性伙伴，接触并感染乙肝病毒的机会更多；他们中性病的发生率很高，常伴有性器官黏膜的破损，使乙肝病毒更容易侵入体内；紊乱的性生活可降低机体免疫力，不能有效清除侵入的乙肝病毒。

在预防乙型肝炎的科普宣传中，不应该过分渲染性传播的危害。因为性传播率很低，而且能够通过乙肝疫苗来预防。如果过分渲染乙型肝炎性传播的危害，势必造成乙肝病毒感染者的婚姻障碍。曾有感染者在结婚后因害怕性生活把病毒传染给妻子，一直使用安全套或因心理压力造成性生活障碍；还有更多的感染者因有乙肝病毒感染而婚姻失败。乙型肝炎性传播的宣传对象应该以性乱人群为主，普通人群性传播的预防应依靠婚前检查和接种乙肝疫苗（图10）。

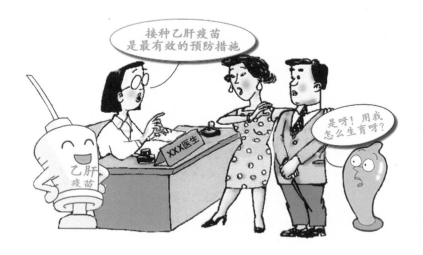

图10　夫妻间乙型肝炎性传播的预防

三、自然史及发病机制

24. 为什么说年龄是影响乙肝病毒感染慢性化的最主要因素

《指南》：HBV 感染的自然史取决于病毒、宿主和环境之间的相互作用。HBV 感染时的年龄是影响慢性化的最主要因素。在围产期和婴幼儿时期感染 HBV 者中，分别有 90% 和 25%～30% 将发展成慢性感染，而 5 岁以后感染者仅有 5%～10% 发展为慢性感染。我国 HBV 感染者多为围产期或婴幼儿时期感染。

人感染乙肝病毒后，持续 6 个月以上血清中仍可以检测出 HBsAg 和（或）HBV DNA，说明病毒尚未被清除，感染已经慢性化，成为慢性乙肝病毒感染者。

科学家们发现，乙肝病毒感染时的年龄是发展成慢性乙肝病毒感染最重要的因素。胎儿在子宫内感染，出生后几乎 100% 发展为慢性乙肝病毒携带者；若出生时被感染，则有 90% 转为慢性；随着年龄增长，这个比率很快下降，＜2 岁时为 75%～80%；3～5 岁时为 35%～45%，5 岁以后的年长儿童为 5%～10%；成年以后绝大多数人都能抵御乙肝病毒感染，清除病毒或表现为急性肝炎，只有 3%～5% 免疫力低下者才会转为慢性（图 11）。这是因为婴幼儿期的免疫系统没有发育完善，不能很好地识别和清除乙肝病毒，有利于病毒在体内长期"潜伏"下来。

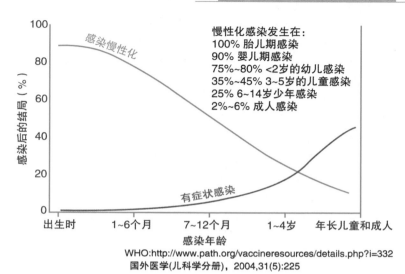

慢性化感染发生在：
100% 胎儿期感染
90% 婴儿期感染
75%~80% <2岁的幼儿感染
35%~45% 3~5岁的儿童感染
25% 6~14岁少年感染
2%~6% 成人感染

WHO:http://www.path.org/vaccineresources/details.php?i=332
国外医学(儿科学分册)，2004,31(5):225

图11 乙肝病毒感染的年龄是发展成慢性乙肝病毒感染最重要的因素

25. 婴幼儿期感染乙肝病毒后会如何发展

近些年来的研究发现，婴幼儿期感染乙肝病毒后其自然发展的规律分为4个时期：免疫耐受期、免疫清除期、非活动或低（非）复制期和再活动期（图12）。了解乙肝病毒感染后的自然史可以使我们更好地掌握慢性乙型肝炎的治疗时机。

> 《指南》：婴幼儿期HBV感染的自然史一般可人为划分为4个期，即免疫耐受期、免疫清除期、非活动或低（非）复制期和再活动期。

第一期是免疫耐受期。此期的乙肝病毒感染者病毒复制量很高，HBV DNA常常大于＞2×10^6国际单位/毫升（IU/ml），乙肝五项血清学检测结果为e抗原阳性、e抗体阴性的"大三阳"状态，而肝功能正常，肝组织没有明显炎症或炎症和纤维化程度很轻。这是由于体内的免疫系统未发育完善，不能识别和清除乙肝病毒，却把"敌"当"友"，与之长期"和平共处"，成为慢性乙肝病毒感染者。这种情况多发生于母婴传播或幼年时的感染者，常可维持数年、数十年乃至终生。

《指南》：免疫耐受期：血清HBsAg和HBeAg阳性、HBV DNA水平高、ALT正常，肝组织学无明显异常或轻度炎症坏死，无或仅有缓慢肝纤维化的进展。

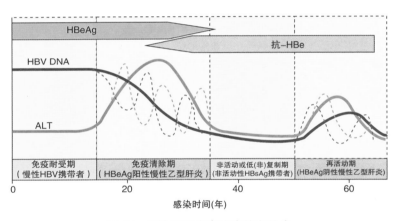

图12 慢性乙肝病毒感染的自然史

第二期是免疫清除期。免疫耐受期的感染者随着年龄的增长，机体免疫系统识别出了"敌人"，开始对感染乙肝病毒的肝细胞发动免疫"战争"，因而造成肝细胞破坏。此期的感染者仍为乙肝"大三阳"，病毒复制量也很高，但可能稍低于免疫耐受期，HBV DNA常常大

《指南》：免疫清除期：血清HBV DNA水平 > 2000IU/ml，ALT持续或间歇升高，肝组织学中度或严重炎症坏死，肝纤维化可快速进展，部分可发展为肝硬化和肝功能衰竭。

于2000IU/ml（相当于约10^4拷贝/ml）。由于长期的免疫耐受状态，大多数慢性乙肝病毒感染者体内的免疫功能往往不能有效地清除乙肝病毒，免疫"战争"的结果常常是"两败俱伤"，肝细胞受到严重破坏。这种"战争"在肝脏内持续发生，免疫系统却总不能打赢，肝脏就会被打得"千疮百孔"，面目全非，甚至发展为肝硬化。我们后面要说的治疗适应证就在此期（见第68条：乙肝病毒感染者在什么情况下需要治疗）。

> 《指南》：低（非）复制期：血清HBeAg阴性、抗−HBe阳性，HBV DNA水平低或检测不到，ALT正常，肝组织学无炎症或仅有轻度炎症。在发展为明显肝病之前出现HBeAg血清学转换的此期患者，发生肝硬化和肝细胞癌的风险明显减少。

尽管免疫系统完全清除乙肝病毒的可能性很低，但有时也会胜出一头，抑制住乙肝病毒在体内的疯狂复制，使病毒不得不停止复制和放弃e抗原的产生，难以"组装"出完整的病毒颗粒。这时感染者的血清中e抗原转为阴性，e抗体出现（见第27条：什么是e抗原血清学转换），成为"小三阳"状态，血中的HBV DNA很低或检测不到，肝功能正常。这就是乙肝病毒感染自然史中的第三期——非活动或低（非）复制期（简称：非活动期）。只有达到了这一期，免疫系统才有完全胜利的希望，不仅肝硬化和肝癌的发生率大大降低，而且每年有1%～3%的感染者病毒完全被清除，乙肝病毒表面抗原自然阴转，表面抗体出现（见第28条：乙肝病毒表面抗原能自然转阴吗）。

在2015年版《乙肝指南》中，对于非活动期乙肝病毒感染者将来的结局提出了一个附加条件："在发展为明显肝病之前出现HBeAg血清学转换的此期患者，发生肝硬化和肝细胞癌的风险明显减少。"这是因为近些年来抗病毒药物的应用使一些既往有明显肝病的患者体内的病毒受到抑制，并发生了HBeAg血清学转换，进入非活动期。但这些既往有明显肝病的患者，尤其是已经发展为肝硬化的患者仍有肝细胞癌发生的风险，尽管抗病毒治疗可以阻止肝病的进展，仍需要定期监测肝癌，并需警惕肝病复发的可能。

我们可以把非活动期比喻成为乙肝病毒的"冬眠期"。因为此时的病毒并没有被清除，而是受到免疫功能的抑制暂时缩了头，不敢轻举妄动了，但是它们并不甘心失败，只要遇到时机，就会"东山再起"，再度发动"战争"，进入第四期——再活动期。

> 《指南》：再活动期：5%～15%非活动期患者可出现一次或数次肝炎发作，表现为HBeAg阴性、抗–HBe阳性、HBV DNA水平常＞2000IU/ml，ALT持续或反复异常，成为HBeAg阴性慢性乙型肝炎。也可以再次出现HBeAg阳转。

能够再活动的乙肝病毒一般都是很"狡猾"的。它们想出了一个"办法"：把自己乔装打扮一番，把免疫系统认识的e抗原去掉，使自己变了样子，这种改变了模样的乙肝病毒是一种前C区和（或）C区发生了基因变异的病毒（见第35条：乙肝病毒常会出现哪些变异）。这种变异病毒可以逃避免疫系统的攻击，医学上称其为"免疫逃逸"，可以导致肝病再次活动。

由于病毒失去e抗原，再活动期的乙肝病毒感染者血清中常常不能检测出e抗原，而且常常能检测出e抗体。因此，从乙肝五项血清学检测指标来看，还是"小三阳"，但这种"小三阳"是"假"的，在《乙肝指南》中被称为"e抗原阴性慢性乙型肝炎"（见第59条：为什么要把慢性乙型肝炎分为e抗原阳性和e抗原阴性两种类型）。因为病毒还具有复制能力，乙肝病毒DNA为阳性，感染者常伴有持续性或间歇性肝功能异常，病情仍会不断进展。近些年来，随着乙肝病毒感染者的老龄化和抗病毒药物的广泛应用，HBeAg阴性慢性乙型肝炎患者的比例有所上升。这一时期的患者尽管病毒复制的量没有"大三阳"感染者高，肝功能也常是轻至中度异常，但他们大多年龄较大（在40岁以上），又多发生在免疫清除期肝损害的基础上，遭受到第二次"战争"的打击，肝脏已经不堪一击了，很容易发展为肝硬化或肝癌，此期的患者要及时抗病毒治疗。

另外也有少数患者，体内的乙肝病毒并没有完全变异，或是免疫功能下降，病毒再次活动，乙肝五项血清学检查又回复到e抗原阳性的"大三阳"状态。这种情况多见于免疫功能受损或抑制状态的患者，如接受免疫抑制剂或抗肿瘤药物化疗时（见第110条：为什么乙肝病毒感染者在肿瘤化疗和免疫抑制剂治疗前需要抗病毒治疗）。这类患者也需要抗病毒治疗。

26. 成年期与幼儿期感染乙肝病毒有什么不同

成年期与幼儿期感染乙肝病毒后的发展是不同的。随着年龄的增长，机体免疫系统逐渐发育完善。这时，乙肝病毒侵入机体后免疫系统会立即发现并识别入侵的"敌人"，同时会根据"敌方"的"抗原性"自动生成专门对抗"敌人"的"抗体"。如果感染的乙肝病毒量较多，免疫系统就会在与"敌人""作战"的同时引起了较多肝细胞的破坏，并出现明显的肝炎症状，这就是我们说的急性乙型肝炎；如果感染的乙肝病毒量较少，人体可能在不知不觉中就清除了"敌人"，进行乙肝五项血清学检测时，只能检测出体内乙肝病毒的抗体。

> 《指南》：并非所有HBV感染者都经过以上4期。青少年和成年时期感染HBV，多无免疫耐受期而直接进入免疫清除期。

已有许多流行病学资料证明，我国的乙肝病毒感染率高达60%～70%，海南省甚至高达84.77%，居全国之首。这么高的感染率，但乙肝病毒真正能在机体"潜伏"下来的概率仅为5%～10%，90%～95%的感染者可凭借自己正常的免疫功能自发清除乙肝病毒（20%的感染者发生急性乙型肝炎后痊愈，70%的感染者感染后未发病），不留任何后患。因此，成年人的感染过程与婴幼儿感染不同，往往没有免疫耐受期，感染后即表现为免疫清除期，但少数感染者由于免疫功能不能将乙肝病毒完全清除而使"战争"拖延，发展为慢性肝炎。

27. 什么是e抗原血清学转换

《术语》：HBeAg 阴转：既往 HBeAg 阳性的患者 HBeAg 消失。

HBeAg 血清学转换：既往 HBeAg 阳性的患者 HBeAg 阴转，出现抗 —HBe。

乙肝"大三阳"的儿童和成人经过免疫清除期后大部分进入非活动期，e抗原转为阴性，e抗体出现，也就是"大三阳"转变成"小三阳"，成为非活动性乙肝病毒表面抗原携带者（见第58条：什么是慢性HBV携带者和非活动性HBsAg

携带者？两者有何不同）。在医学上把这一过程称为"e抗原血清学转换"。在没有治疗的情况下发生的"e抗原血清学转换"被医生称为"自发性e抗原血清学转换"。

自发性e抗原血清学转换后，病毒停止复制或很少复制，肝病进展基本停止，原有的肝损害逐渐恢复，即乙肝病毒感染的非活动期。自发性e抗原血清学转换的发生因人而异、不可预测，甚至许多感染者对此毫无察觉，每年的发生率约

《指南》：自发性 HBeAg 血清学转换主要出现在免疫清除期，年发生率约为 2%～15%。年龄 <40 岁、ALT 升高、HBV 基因 A 型和 B 型者发生率较高。

为2%～15%。在亚洲，自发性HBeAg血清学转换的中位数年龄为35岁。

经过治疗出现e抗原血清学转换常表明病毒复制被抑制，疾病缓解。医生常把e抗原血清学转换作为当前抗病毒治疗的主要目标之一。

28. 乙肝病毒表面抗原能自然转阴吗

《指南》：HBeAg 血清学转换后，每年约有 0.5%～1.0% 发生 HBsAg 清除。有研究显示，HBsAg 消失 10 年后，约 14% 的患者肝脏中仍可检测出 cccDNA。HBsAg 消失时患者年龄 >50 岁，或者已经发展为肝硬化，或合并丙型肝炎病毒或丁型肝炎病毒感染者，尽管发展为肝细胞癌的概率低，但仍可能发生。

自发性 e 抗原血清学转换后，一些感染者甚至可以发生乙肝表面抗原"自然转阴"，或出现表面抗体，达到乙肝表面抗原血清学转换，乙型肝炎完全康复。这种乙肝病毒表面抗原"自然转阴"的发生率每年大约为 0.5%～1.0%，多发生于乙肝病毒感染的第三期，而且随着年龄增长而增多。一般来说，在慢性乙肝病毒感染者的一生中，HBsAg 自然阴转有 2 个高峰：第一个高峰发生在 10～20 岁，每年的自然转阴率约为 2.7%；第二个高峰发生在 50 岁以后，每年的自然转阴率可以高达 6.6%。

尽管一些乙肝病毒感染者乙肝表面抗原"自然转阴"，但少数感染者肝细胞内乙肝病毒的"根"尚未除尽，肝细胞内仍留有少量乙肝病毒的 cccDNA。在应用一些抗肿瘤药物或免疫抑制剂治疗时，乙肝病毒的"余根"可能再次活动，导

《术语》：乙型肝炎康复：既往有急性或慢性乙型肝炎病史，HBsAg 阴性，抗 −HBs 阳性或阴性，抗 −HBc 阳性，HBV DNA 低于检测下限，ALT 在正常范围。

致肝病复发（见第 110 条：为什么乙肝病毒感染者在肿瘤化疗和免疫抑制剂治疗前需要抗病毒治疗）。一些感染时间较长、年龄超过 50 岁，或者已经发展为肝硬化，或合并其他肝病者，仍有发生肝细胞癌的风险。因此，仍然需要定期监测。

29. 慢性乙型肝炎对人类健康有何影响

《指南》：慢性乙型肝炎患者肝硬化的年发生率为2%~10%，危险因素包括宿主（年龄大、男性、发生HBeAg血清学转换时年龄＞40岁、ALT持续升高）、病毒（HBV DNA＞2000IU/ml）、HBeAg持续阳性、C基因型、合并丙型肝炎病毒、丁型肝炎病毒或艾滋病病毒感染以及环境（酒精和肥胖）。代偿期肝硬化进展为肝功能失代偿的年发生率为3%~5%，失代偿期肝硬化5年生存率为14%~35%。

慢性乙型肝炎是危害人类健康的严重问题。如果没有规范的治疗，慢性乙型肝炎患者发展为肝硬化的概率大约为每年2%～10%，5年累积肝硬化发生率大约12%～25%；代偿期肝硬化患者如果不治疗，每年有3%～5%的患者进展为失代偿期肝硬化或肝功能衰竭；失代偿期肝硬化或肝衰竭的患者5年生存率仅为14%～35%，有65%～86%的患者死亡，或需要做肝移植手术（图13）。

《指南》：非肝硬化HBV感染者的肝细胞癌年发生率为0.5%~1.0%。肝硬化患者肝细胞癌年发生率为3%~6%。发生肝细胞癌和肝硬化的危险因素相似。此外，罹患肝硬化、糖尿病、直系亲属有肝细胞癌病史、血清HBsAg高水平，以及黄曲霉素均与肝细胞癌发生相关。较低的HBsAg水平常反映宿主对HBV复制和感染具有较好的免疫控制。对于HBeAg阴性、HBV DNA低水平（＜2000IU/ml）、B或C基因型的HBV感染者，高水平HBsAg（HBsAg ≥ 1000IU/ml）与肝细胞癌的发生风险呈正相关。

《乙肝指南》中的 "HCC" 是肝细胞癌（hepatic cell carcinoma，HCC。简称肝癌）的英文缩写。乙肝病毒感染是肝癌发生的重要相关因素。肝硬化患者发生肝癌的风险大约是非肝硬化患者的5～10倍。

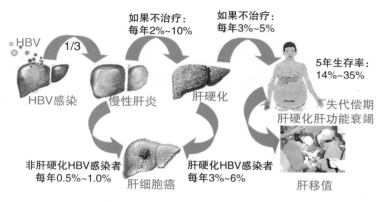

图13　慢性乙肝病毒感染的转归

30. 肝硬化及肝癌发生的危险因素有哪些

导致乙肝病毒感染者疾病进展，发生为肝硬化或肝癌的危险因素有很多，其中最关键的因素之一是病毒复制。

一项研究显示，把患者按最初检测的HBV DNA（基线HBV DNA）水平分为 ≥ 10^5、10^4 和 < 10^4 拷贝/ml 3组，观察这些患者13年后肝癌的发生率，结果发现HBV DNA水平越高的患者将来发展为肝癌的概率越高（图14）。

还有一项研究显示，把患者按最初检测的HBV DNA（基线HBV DNA）水平分为 ≥ 10^6、10^5 ～ < 10^6、10^4 ～ < 10^5、300 ～ < 10^4 和 < 300拷贝/ml 5组，观察这些患者13年后各组有多少人发展为肝硬化，结果同样发现肝硬化的发生与病毒复制有关，HBV DNA水平越高，将来发展为肝硬化的概率也越高（图15）。

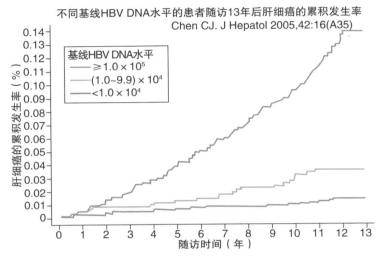

图14　不同基线HBV DNA水平的患者随访13年后肝细胞癌的累积发生率

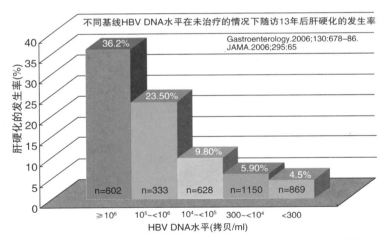

图15　不同基线HBV DNA水平在未治疗的情况下随访13年后肝硬化的发生率

　　乙肝病毒高水平复制也是导致肝脏病变，肝功能异常的危险因素。因此，研究者又把这些患者按不同的HBV　DNA水平再细分为丙氨酸氨基转移酶（ALT）异常的和ALT正常的两组，观察他们在13年后肝硬化的发生率。结果发现，肝功能异常且HBV DNA高水平者，比肝功能正常者更容易发生肝硬化（图16）。

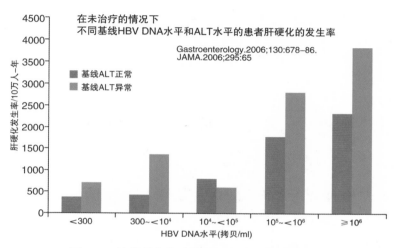

图16　乙肝的结局与病毒复制和ALT异常的关系

　　除了乙肝病毒感染本身的因素之外，肝硬化和肝癌的发生还与一些外界因素、并发症和重叠其他病毒感染有关。饮酒是乙肝病毒感染者发生肝癌和肝硬化的一个重要危险因素。日本早有研究显示，乙肝病毒感染者饮酒比不饮酒发生肝功能异常者明显增多，尤其是e抗原阳性者肝功能异常的发生率高达53.8%。研究者还对不饮酒者与少量饮酒者肝功能异常的发生率进行了比较，发现没有乙肝病毒感染的人群，两组无明显差异；而有乙肝病毒感染的人群，即使少量饮酒也可能对肝脏造成影响。我国台湾最近的一项研究发现，乙肝病毒感染的饮酒者比乙肝病毒感染的不饮酒者和没有乙肝病毒感染的饮酒者肝癌和肝硬化发生的风险明显增加。

　　另外，糖尿病、脂肪肝、吸毒、药物中毒、合并丙型肝炎病毒、丁型肝炎病毒或艾滋病病毒感染及其他致癌因素（吸烟、黄曲霉素等）均可增加肝癌发生的风险，尤其是年龄较大的感染者、男性及有肝癌家族史的乙型肝炎患者更需警惕肝癌的发生。

乙肝病毒的高水平复制及肝功能异常是乙肝病毒感染者发展为肝硬化和肝癌的主要危险因素。因此，对具有抗病毒治疗适应证的乙肝病毒感染者积极抗病毒治疗是阻止慢性乙型肝炎疾病进展的关键。另外，乙肝病毒感染者要注意不饮酒，避免使用对肝脏有毒性的药物，定期监测体内病毒复制情况和肝功能，定期进行肝脏超声波检查，发现异常及时进行规范的治疗，抑制病毒复制，预防肝硬化和肝细胞癌的发生。

31. 乙肝病毒是怎样导致肝脏损伤的

《指南》：慢性乙型肝炎的发病机制较为复杂，迄今尚未完全阐明。大量研究表明，HBV 不直接杀伤肝细胞，其引起的免疫应答是肝细胞损伤及炎症发生的主要机制。而炎症反复存在是慢性乙型肝炎患者进展为肝硬化甚至肝细胞癌的重要因素。

乙肝病毒导致肝损伤的机制如图17所示。乙肝病毒本身并不致病，它对肝细胞的损伤主要是由免疫反应引起的。也就是说，乙肝病毒挑起了机体免疫系统在肝脏内的“战争”，导致了肝细胞的损伤。

人体的免疫功能是由非特异性免疫和特异性免疫组成的。非特异性免疫是人类在长期发育进化过程中形成的一种天然防御功能，也被称为“固有免疫”。这种免疫功能是先天就有的，它由人体正常的解剖结构、生理功能和体液因素所组成。这种防御功能没有特殊的针对性，对什么样的“敌人”都有一定的防御作用。例如：我们的皮肤，可以阻挡微生物进入体内；胃酸可以杀死进入胃肠道的细菌；白细胞、淋巴细胞、吞噬细胞等可以吞噬进入血液的细菌、产生淋巴因子、抗体、补体等免疫物质消灭入侵的细菌、病毒等致病微生物。

特异性免疫是人体在出生后生长生活过程中接触了病原微生物等抗原物质后产生的。它是由白细胞中的T淋巴细胞（简称T细胞）、B淋巴细胞

（简称B细胞）等"免疫活性细胞"在抗原的刺激下（也就是说在"敌人"的诱导下）产生的一种针对性很强的免疫能力。例如我们注射了乙肝疫苗，人体只对乙型肝炎产生了免疫能力，但仍有可能感染甲型肝炎。

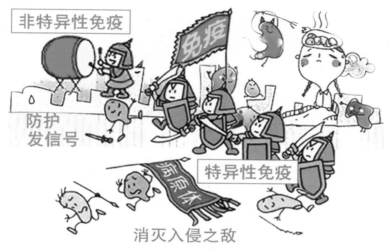

图17　人体的非特异性免疫和特异性免疫

《指南》：固有免疫在 HBV 感染初期发挥作用，并诱导后续的特异性免疫应答。慢性 HBV 感染者的非特异性免疫应答受到损伤。HBV 可通过自身 HBeAg 和 HBx 等多种蛋白成分，通过干扰 Toll 样受体（Toll-like receptors，TLRs）、维甲酸诱导基因（retinoic acid inducible gene—1，RIG—1）两种抗病毒信号转导途径，来抑制非特异免疫应答的强度。慢性乙型肝炎患者常表现为髓样树突状细胞（mDc）、浆细胞样树突状细胞（pDc）在外周血中频数低，mDc 存在成熟障碍，pDc 产生干扰素 α 的能力明显降低，从而导致机体直接清除病毒和诱导 HBV 特异性 T 细胞功能产生的能力下降，不利于病毒清除。

由于固有免疫的非特异性，对致病细菌或病毒缺乏针对性，因此，一旦细菌或病毒侵入机体，则需要非特性免疫系统把"外来之敌"的抗原"信号"传递给淋巴细胞，促使淋巴细胞产生特异性免疫反应，才能有效地消灭"外来之敌"。

这种固有免疫在新生儿初生时较弱，随着年龄增长逐渐增强。新生儿和婴幼儿期感染乙肝病毒，固有免疫往往不能向特异性免疫系统传递抗原"信号"。因此，新生儿和婴幼儿感染乙肝病毒容易慢性化。

> 《指南》：HBV特异性免疫应答在HBV清除中起主要作用。主要组织相容性复合物（MHC）I类分子限制性的$CD8^+$细胞毒性T淋巴细胞可诱导肝细胞凋亡，也可分泌干扰素γ，以非细胞裂解机制抑制其他肝细胞内HBV基因表达和复制。慢性感染时，HBV特异性T细胞易凋亡，寡克隆存在，分泌细胞因子功能和增殖能力显著降低，T淋巴细胞功能耗竭，HBV持续复制。

尽管乙肝病毒本身不直接杀伤肝细胞，但它们在体内长期复制的过程中，也会不断向免疫系统"挑战"，刺激免疫系统对感染病毒的肝细胞发动"战争"，导致肝损伤的发生。可是，乙肝病毒已经深深扎根在肝细胞内，免疫系统很难把它们完全清除，因而导致肝脏内"战争"不断，肝损害持续，形成慢性肝炎，进而导致肝硬化和肝细胞癌的发生。

四、实验室检查

32. 乙肝病毒血清学检测包括哪些指标，它们有什么临床意义

《指南》：HBV 血清学检测：HBV 血清学标志物包括 HBsAg、抗 –HBs、HBeAg、抗 –HBe、抗 –HBc 和抗 –HBc–IgM。HBsAg 阳性表示 HBV 感染；抗 –HBs 为保护性抗体，其阳性表示对 HBV 有免疫力，见于乙型肝炎康复及接种乙型肝炎疫苗者；抗 –HBc–IgM 阳性多见于急性乙型肝炎及慢性乙型肝炎急性发作；抗 –HBc 总抗体主要是 IgG 型抗体，只要感染过 HBV，无论病毒是否被清除，此抗体多为阳性。在 HBeAg 阳性的慢性乙型肝炎患者中，基线抗 –HBc 定量对聚乙二醇化干扰素（PegIFN）和核苷（酸）类药物治疗的疗效有一定的预测价值。血清 HBsAg 定量检测可用于预测疾病进展、抗病毒疗效和预后。

　　乙肝病毒感染的诊断主要依靠乙肝病毒血清学标志物。图18所表示的是急性乙肝病毒感染后，乙肝病毒血清学各项指标的变化曲线。感染了乙肝病毒后，经过1~2个月的潜伏期，开始出现症状。在潜伏期末血中就能依次检测到乙肝病毒表面抗原（HBsAg）和e抗原（HBeAg），随之出现核心抗体（抗–HBc）。首先出现的抗–HBc是IgM，很快即出现IgG抗体。因此在刚刚出现症状的急性感染期血中可检测到HBsAg、HBeAg和抗–HBc（IgM+IgG）；在恢复期，HBeAg首先消失，然后是HBsAg和抗–HBc–IgM；在HBsAg消失后，经过1~2周的"窗口期"，抗–HBs才逐渐出现，而抗–HBc–IgG能够在血中存在很长时间。

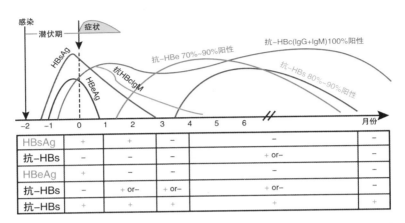

HBsAg	+	+		–	
抗–HBs	–			+ or–	
HBeAg	+	–			
抗–HBs	–	+ or–	+ or–	+ or–	
抗–HBs	+	+	+	+	+

图18 急性感染后乙肝病毒血清学指标的变化曲线与血清学指标的对应关系

从图18中，我们还可以看到一个现象：几乎100%的人感染乙肝病毒后都会产生抗–HBc，而抗–HBs和抗–HBe阳性者只有80%~90%和70%~90%。因此，我们经常可以看到感染者乙肝五项血清学指标物中只有抗–HBc阳性，其他四项均为阴性。这也是既往感染过乙肝病毒的标志。

乙肝病毒血清学标志物除了诊断乙肝病毒感染外，还可以预测干扰素及核苷（酸）类药物抗病毒的疗效和疾病的预后。抗–HBc水平下降与抗病毒药物的疗效相关。在抗病毒治疗过程中抗–HBc水平越高的患者抗病毒治疗后e抗原血清转换率及病毒学应答率越高。而HBsAg水平与肝细胞中cccDNA水平有正相关性。HBsAg持续高水平的患者疾病容易进展，肝细胞癌发生的风险也较高；抗病毒治疗6个月内HBsAg明显下降者疗效较好；HBsAg消失或HBsAg血清学转换是抗病毒治疗达到"理想终点"的标志，预示患者可以停止治疗（见第66条：如何逐步实现乙型肝炎的治疗目标）。

33. 如何看懂 HBV DNA 的检测结果

乙肝病毒属于嗜肝脱氧核糖核酸（DNA）病毒家族中的一个成员。乙肝病毒基因DNA存在于乙肝病毒的核心部位，并随着病毒基因的复制，不断释放入血。

《指南》：HBV DNA 定量检测：主要用于判断慢性 HBV 感染的病毒复制水平，可用于抗病毒治疗适应证的选择及疗效的判断。建议采用灵敏度和精确度高的实时定量聚合酶链反应（real-time quantitative，PCR）法。

血清中乙肝病毒DNA水平是乙肝病毒复制的可靠定量指标。传统的检测方法被医生称为"多聚酶链"（polymerase chain reaction，PCR）技术是目前最常用的检测乙肝病毒DNA方法，但这种方法容易受污染的影响，敏感性和准确性较差。近年来，科学家们发明了一种被称为实时定量PCR技术，提高了HBV DNA检测的敏感性和准确性。

以往，HBV DNA 的数量单位用"10^n拷贝/ml"来表示。一般来说，HBV DNA $\geq 10^5$拷贝/ml说明乙肝病毒复制较活跃，体内的病毒量较多。使用不同厂家的试剂盒检测HBV DNA，结果差异很大。近年来，为了统一标准，世界卫生组织统一制定了标准物质，赋予其"国际单位（IU）"值，发放给各个PCR试剂厂商，让他们把各自检测结果和标准物质比较，从而使检测结果尽量统一，并推荐HBV DNA的单位使用"国际单位/毫升"（IU/ml）。不同厂家的试剂盒与世界卫生组织制定标准物质的换算系数不同，大多数为1个国际单位≈5~6拷贝。

许多乙肝病毒感染者一看到HBV DNA复制的拷贝数都会感到吃惊：每毫升病毒的复制量经常是10^5拷贝以上，甚至还有达到10^9或者更高的。这一结果让人看来非常害怕。想想看：10^5就是10万，如果是10^9就是10亿啦！每毫升血液中"住"着10亿"乙肝敌人"，那还了得！如果病毒就这样复制下去，还不得把肝细胞撑破啦！其实，我们不能简单地把HBV DNA检测结果10^5或10^9理解成"每毫升血液中有10万个或10亿个乙肝病毒"，"拷贝/ml"的量是利用乙肝病毒DNA信号扩增技术由计算机算出的血液中乙肝病毒核酸含量。拷贝数是一个分子生物定量单位，并非是通常的数量单位。其次，乙肝病毒感染者体内每日有大量乙肝病毒复制，但也会不断大量清除外周血中的乙肝病毒。根据科学家对乙肝病毒在人体内动力学研究发现，乙肝病毒的半衰期为26.4小时，病毒每日更新率为48%。也就是说，每日有一半的乙肝病毒会死亡或被清除体外，机体不能完全清除乙肝病毒的原因是深深藏在肝细胞内的cccDNA，其他病毒基因或产物是不断新陈代谢的，绝不会无限制地越来越多。另外，乙肝病毒并不会直接引起肝细胞损伤，而是由于病毒诱导"免疫战争"造成的肝损伤。病毒复制的量并不代表肝细胞损伤的程度，许多HBV DNA阳性的乙肝病毒感染者肝功能是正常的。因此，不能把病毒复制指标当作肝损伤的标志，肝功能才是反映肝损伤程度的确切指标。但是，HBV DNA较高的人更容易刺激机体免疫系统，发动"免疫战争"，引起肝炎。所以，HBV DNA较高的病毒携带者更应该定期检查，监测"敌人"的动向，以便早期治疗。由于乙肝病毒DNA代表着乙肝病毒的活动性，因此医生们可根据乙型肝炎患者血液中HBV DNA水平，综合其他指标，来决定是否应该使用抗病毒药物，或判断抗病毒药物的疗效。对于隐匿性慢性乙肝病毒感染者，只有检测HBV DNA才能得出诊断（见第60条：什么是隐匿性慢性乙型肝炎）。

34. 什么人需要进行乙肝病毒基因型和耐药突变株检测

《指南》：HBV基因分型和耐药突变株检测常用的方法有：①基因型特异性引物聚合酶链反应（PCR）法；②基因序列测定法；③线性探针反向杂交法。

目前已发现乙肝病毒有A~I 9个基因型，我国的乙肝病毒感染者以C型和B型为主。HBV基因型和疾病进展及干扰素α治疗效果有关。因此，检测乙肝病毒基因型有助于预测疾病的预后和干扰素的疗效。但是，检测乙肝病毒基因型的费用很高，不像丙型肝炎病毒的基因分型对治疗有决定性指导意义，因此不必每人都进行检测。

慢性乙型肝炎患者使用核苷（酸）类药物治疗后效果不好或者疗效反弹者应考虑到有病毒耐药的可能，可进行耐药变异株检测，以利于今后药物的选择。但是，耐药病毒的检测并不那么简单，目前大多数医院使用的耐药病毒检测方法被称为"直接PCR测序法"，这种方法的敏感性很差，只有当病毒变异量达到20%～30%以上时才能被检测出来。变异病毒较少的情况下，常常检测不出耐药性变异。根据实验室医生的经验，一般患者的HBV DNA反弹到1×10^4 IU/ml以上，这种"直接PCR测序法"检测才有可能检测得到病毒变异的情况；当HBV DNA反弹到1×10^5 IU/ml以上，检测才能准确。因此，HBV DNA反弹较少者往往不能检测出病毒耐药性变异，但其他较敏感的检测方法价格较贵或操作繁杂，目前尚不易于推广。

35. 乙肝病毒常会出现哪些变异

别看乙肝病毒的直径才42纳米大小（1纳米为百万分之一毫米），却包含着"五脏六腑"，划分出好几个"区"（部位）：前S/S区、前C/C区、P区和X区（图19），真是"病毒虽小，五脏俱全"呀！乙肝病毒的"五脏六腑"都有可能发生变异。它们变异的目的一是逃避免疫系统的攻击；二是发生耐药，对抗药物的抑制作用。

前C区和C区（基本核心启动子）是决定如何"编写"e抗原"程

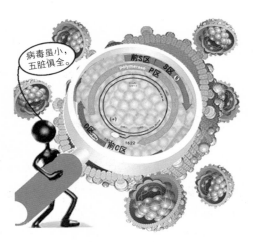

图19　乙肝病毒的"五脏六腑"（基因组）

序"的关键部位。当机体免疫系统奋力向病毒发出攻击时，或在强有力的药物抑制下，乙肝病毒就有可能"屈服"，e抗原受到抑制，乙肝五项血清学指标中的e抗原消失，e抗体出现（即"大三阳"转变成"小三阳"）。但病毒有时并不"甘心"失败，它们为了逃避免疫系统的攻击，就发生了变异，改变了模样，不去制造e抗原或少产生一点e抗原，使自己看起来还是"小三阳"的样子，照样能产生病毒基因——HBV DNA，成为一种前C区/C区启动子（简称：前C区）变异的病毒，再次在肝脏内发动"免疫战争"，导致肝脏病变。

前S/S区是决定乙肝表面抗原"程序"编写的部位，它也想逃避免疫系统的攻击，丢掉病毒最外层的前S蛋白或S蛋白，生产出没穿"外衣"的变异病毒。这种乙肝病毒在感染者的血清内查不出HBsAg，但仍有少量病毒DNA复制，抗–HBc阳性，成为隐匿性慢性乙型肝炎（见第60条：什么是隐匿性慢性乙型肝炎），但这种情况是很少见的。

P区是乙肝病毒DNA聚合酶所在地，拉米夫定等核苷（酸）类药物就是通过抑制P区的DNA聚合酶从而达到抑制乙肝病毒复制目的。因此，长期使用这些药物治疗后，病毒的P区就会在药物作用下发生变异，变异后的乙肝病毒就对药物产生了抗药性（即产生耐药）。

36. 乙肝病毒为什么容易变异

病毒的"繁殖"在医学上称为"复制"，这是因为新的病毒像人类铸造机器零件一样，是按照一定的"模板"复制出来的。病毒复制的过程需要DNA聚合酶的"催化"。但是，这种DNA聚合酶只会"埋头干活"，从不"抬头看路"，它在"催化"过程中从不检查病毒核苷酸碱基对排列得是否正确，是否和原来的病毒母体完全相同，只管快快催生出新的病毒。因此常常出现病毒核苷酸碱基对编码错误，复制出错误病毒。这种错误病毒就是变异病毒。

当机体免疫系统对原来的乙肝野生病毒株产生强力的特异性免疫反应后，或者当药物对野生病毒株产生持续抑制时，病毒的复制在免疫或药物的压力下就更容易出错了，会复制出能够躲避免疫系统攻击或能抵抗药物抑制的变异病毒。这种变异病毒仍可引起肝损害。

有人一听到病毒变异就非常害怕。其实，病毒变异是很正常的事。世界上所有生物都会发生变异。例如流感病毒，每年都在发生变异，因此每年都要制造出新的流感疫苗预防流感。细菌也会发生变异。使用青霉素治疗一段时间，细菌就对青霉素产生了耐药，这就是细菌发生了变异的结果。乙肝病毒也是这样，它们会通过变异去适应外界环境变化。因此，乙肝病毒变异并不是什么可怕的事情，但是人们需要不断了解病毒变异的"花招"，寻找对付变异病毒的新办法。

37. 如何利用 ALT 和 AST 判断肝脏病变的严重程度

《指南》：血清 ALT 和 AST：血清 ALT 和 AST 水平一般可反映肝细胞损伤程度，最为常用。

肝脏内酶的活性是反映肝脏功能的重要指标，我们平时说的肝功能检测实际上就是检测血清中这些酶的水平。其中最重要的两项指标是丙氨酸氨基转移酶（ALT）和天冬氨酸氨基转移酶（AST）。

ALT 和 AST 主要分布在肝细胞内，如果肝细胞坏死，ALT 和 AST 就会升高。其中 ALT 最为敏感，它在肝组织中的活性是血清中的 100 倍，只要有 1% 肝细胞坏死，即可使血清中的 ALT 增加 1 倍。因此，大多数情况下 ALT 和 AST 升高程度与肝细胞受损程度相一致，是目前最常用的肝功能检测指标。

这两种酶在肝细胞内分布是不同的。ALT 主要分布在肝细胞浆，ALT

升高反映了肝细胞膜的损伤；AST主要分布在肝细胞浆和肝细胞线粒体（在肝细胞内专门负责提供细胞动力的"机器"）中，它的升高提示肝细胞损伤到了细胞器水平。不同类型的肝炎患者AST/ALT比值是不一样的。急性肝炎和轻度慢性肝炎，虽有肝细胞损伤，肝细胞线粒体相对损伤较轻，故释放入血的主要是存在于肝细胞浆内的ALT，所以，肝功能表现主要为ALT升高，AST/ALT的比值＜1。重型肝炎、中度和重度慢性肝炎，肝细胞线粒体也遭到了严重的破坏，AST从线粒体和胞浆内释出，因而表现出AST/ALT≈1。肝硬化和肝癌患者，肝细胞的破坏程度更加严重，线粒体也受到了严重的破坏，因此AST升高明显，AST/ALT＞1甚至＞2。酒精性肝病的患者，AST活性也常常大于ALT。

近来发现，有些所谓"保肝降酶"药可以升高AST/ALT的比例，严重者还会出现黄疸。所以，慢性肝病患者在进行肝功能检测时，不要只检测ALT一项指标，还要检测AST。肝功能异常时，如果AST/ALT比值逐渐升高，提示肝病加重或慢性化。在服用一些降酶药（如：联苯双酯、双环醇等）时，也应该检测AST，如果ALT下降，而AST升高，则考虑药物的影响，应该停用这种降酶药物。

38. 有黄疸就是肝炎吗

《指南》：血清胆红素：血清胆红素水平与胆汁代谢、排泄程度有关，胆红素升高主要原因为肝细胞损伤、肝内外胆道阻塞和溶血。肝功能衰竭患者血清胆红素可呈进行性升高，每天上升≥1倍正常值上限（ULN），且有出现胆红素升高与ALT和AST下降的"胆酶分离"现象。

人的红细胞寿命一般为120天。红细胞死亡后转变成间接胆红素（I-Bil），经肝脏转化为直接胆红素（D-Bil），形成胆汁，排入胆道，最后经大便排出。间接胆红素与直接胆红素之和就是总胆红素（T–Bil）。总胆红素的正常值为1.71～17.1μmol/L（微摩尔/升），直接胆红素的正常值为1.71～7μmol/L。血中的胆红素升高，从皮肤溢出，就会使人的眼睛和皮肤发黄，这就是黄疸（图20）。当肝细胞发生病变时，胆红素代谢和排泄都可能出现问题，因此黄疸是肝炎常见的症状。这种黄疸被称为"肝细胞性黄疸"。急性乙型肝炎和慢性乙型肝炎急性发作时，肝损害严重者可出现血清胆红素水平升高。肝衰竭患者在胆红素进行性升高的同时，ALT和AST在异常水平不升反而降低，被医生称为"胆酶分离"，这种现象预示疾病严重。

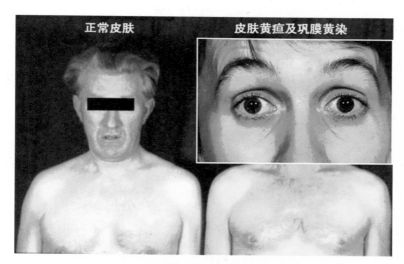

图20　皮肤黄疸及巩膜黄染

但是，引起黄疸的原因很多。除了肝炎以外，溶血、胆道阻塞和一些遗传性疾病等都能引起血中胆红素升高，临床上表现出黄疸。如果红细胞破坏过多，产生的间接胆红素过多，肝脏不能把它完全转化为直接胆红素，可以发生溶血性黄疸；一旦肝外胆道系统发生肿瘤或形成结石，将胆道阻塞，胆汁不能顺利排泄，而发生阻塞性黄疸。乙肝病毒感染者也可能同时患有其他疾病，出现黄疸后一定要到医院进行检查，看一看直接胆红素和间接胆红素在总胆红素中所占的比例就可以大致知道引起黄疸的原因。如果血中直接胆红素明显升高，占到总胆红素的70%以上，多考虑由胆道梗阻、胆红素排泄障碍引起的黄疸；如果血中的胆红素主要是间接胆红素，则多为溶血引起；如果两者几乎个占一半，则是肝细胞损害造成的肝细胞性黄疸。还有一些遗传因素也可以造成黄疸。最常见的一种遗传性黄疸称为"Gilbert综合征"，是一种成人期发病的先天性胆红素代谢障碍性黄疸。这种黄疸以间接胆红素升高为主，患者一般没有明显症状。Gilbert综合征是一种良性疾病，在我国有些地区的发病率高达7%，对身体没有什么影响，也不用特殊治疗。

39. 如何看待A/G比值

《指南》：血清白蛋白和球蛋白：血清白蛋白反映肝脏合成功能，慢性乙型肝炎、肝硬化和肝功能衰竭患者可有血清白蛋白下降。随着肝损害加重，白蛋白/球蛋白比值可逐渐下降或倒置（<1）。

血清白蛋白（A）、球蛋白（G）和白蛋白/球蛋白（A/G）比值是反应肝功能的重要指标。白蛋白是在肝脏中合成的，肝功能衰竭或肝硬化时，白蛋白产生就会减少。白蛋白在体内起到营养细胞和维持血管内渗透压等重要作用。当白蛋白减少时，血管内渗透压降低，患者可出现腹水。球蛋白是机体免疫器官制造的，如果体内有"敌人"，或有其他因素刺激机体免疫系统，免疫系统就会制造出过多的球蛋白。血清白蛋白的正常值为35～50g/L，球蛋白为20～30g/L，A/G比值为1.3～2.5。肝功能衰竭或肝硬化时，在A/G比值中作分子的白蛋白产生减少，导致A/G比值下降。但慢性肝炎患者，由于慢性炎症对免疫器官的刺激作用，球蛋白合成也会增加，使A/G比值中的分母增大，导致A/G比值下降。有些慢性肝病患者一看到化验单上显示A/G比值下降就非常紧张，认为自己已经发展到肝硬化阶段，这是不对的。肝硬化患者A/G比值下降是比值中的分子——白蛋白下降，同时伴有球蛋白升高，其A/G比值往往<1。

40. 肝病与凝血有什么关系

《**指南**》：凝血酶原时间（PT）及凝血酶原活动度（PTA）：PT是反映肝脏凝血因子合成功能的重要指标，常用国际标准化比值（INR）表示，对判断疾病进展及预后有较大价值。

肝脏是制造凝血因子的场所，有6种凝血因子（Ⅰ、Ⅱ、Ⅳ、Ⅴ、Ⅵ和Ⅶ）在肝脏里合成。严重肝病时，凝血因子产生减少，则表现出凝血酶原时间延长和凝血酶原活动度降低。慢性肝病时，凝血酶原时间延长预示着远期预后不良。肝衰竭患者凝血酶原活动度常常下降至40%以下，国际标准化比值常升高至2以上；凝血酶原活动度降至20%以下，国际标准化比值>3的患者病死率很高。

慢性乙型肝炎患者发生出血的两大主要原因是：肝细胞损害引起的凝血酶原时间延长和脾功能亢进引起的血小板减少。一般发生在肝病晚期。有些乙肝病毒感染者发生鼻子出血或牙龈出血后非常害怕，认为自己已经肝硬化或肝衰竭了。其实，鼻子出血可由多种鼻腔疾病引起，正常人也会发生；牙龈出血也可能由某些牙病或牙周疾病引起。如果慢性乙型肝炎患者只有鼻子出血或牙龈出血的症状，没有明显的肝损害、凝血酶原时间延长、脾大、血小板减少等检查异常，则应考虑其他原因。曾有一位乙型肝炎患者因鼻子出血而固执地认为自己已经得了肝硬化，反复在肝病科就诊，结果延误了鼻咽癌的诊治。另外，凝血酶原时间延长也并非肝病特有，还可见于先天性凝血因子缺乏、血液病、维生素K缺乏和应用抗凝血药物之后。患者在进行检查后需要咨询医生，请医生帮助诊断。

41. 血清γ-谷氨酰转肽酶和碱性磷酸酶升高的原因何在

《指南》：γ-谷氨酰转肽酶（GGT）：正常人血清中GGT主要来自肝脏。此酶在急性肝炎、慢性活动性肝炎及肝硬化失代偿时仅轻中度升高。各种原因导致的肝内外胆汁淤积时可以显著升高。

血清碱性磷酸酶（ALP）：ALP经肝胆系统进行排泄。所以当ALP产生过多或排泄受阻时，均可使血中ALP发生变化。临床上常借助ALP的动态观察来判断病情发展，预后和临床疗效。

γ-谷氨酰转肽酶（GGT）在体内分布很广，肾、肝、胰等脏器内均含有此酶，但血清中的γ-谷氨酰转肽酶主要来自肝脏，因此对肝病诊断具有较强的特异性。肝脏中的γ-谷氨酰转肽酶主要存在于肝细胞胆管侧的细胞膜上和肝细胞滑面内质网微粒体中，因此肝胆管损害、胆汁淤积和肝细胞微粒体损害时，血清GGT明显升高。

血清碱性磷酸酶（ALP）主要来自于肝脏、骨骼和肠道，妊娠期胎盘也可以分泌碱性磷酸酶。在肝脏中，碱性磷酸酶经肝胆系统排泄，肝胆系统阻塞或胆汁淤积性肝病时，ALP与GGT常同时升高，有助于鉴别肝细胞性黄疸及梗阻性黄疸或肝内胆汁淤积。因此ALP和GGT也常被医生称为"胆管酶"。血清碱性磷酸酶还可来自于骨骼和胎盘，因此在生长发育时期和妊娠期ALP可生理性升高。

药物性肝损害或黄疸患者，ALT与ALP的比值R（ALT/ULN÷ALP/ULN）常用于鉴别黄疸的性质。当ALT上升至正常上限2倍以上时，R≥5为肝细胞性肝损害，R≤2为胆汁淤积性肝损害，R值在2~5之间为混合性肝损害。

乙型肝炎对血清GGT和ALP的影响并不明显，大多数正常或只有轻至中度升高。肝细胞癌变时，癌细胞控制γ-谷氨酰转肽酶和碱性磷酸酶合成的基因失控，可产生大量不同构型的γ-谷氨酰转肽酶和碱性磷酸酶同功酶，加之肿瘤压迫肝脏胆管，导致血清GGT和ALP明显升高。

γ-谷氨酰转肽酶在肝细胞微粒体中合成。酒精可以诱导肝细胞微粒体合成γ-谷氨酰转肽酶增加，所以GGT升高常是酒精在肝脏作恶的证据。多数饮酒者GGT都会明显升高，戒酒后GGT很快下降。酒精性肝病引起的GGT升高往往比ALT升高更明显，成为酒精性肝病代表性的肝损害表现。一些药物（如：巴比妥、苯妥英钠等）也有诱导肝脏微粒体酶的作用，因此，在药物性肝损伤时也可以见到在ALT升高的同时伴有明显的GGT升高。肝细胞微粒体是脂肪代谢的重要场所。脂肪肝、代谢性综合征等脂肪代谢紊乱性疾病患者也可以出现GGT升高。

血清碱性磷酸酶与骨质钙化有密切的相关性。阿德福韦酯和替诺福韦酯具有潜在的肾小管毒性，可能使肾小管对磷的重吸收减少，引起低磷血症。严重的低磷血症可引起骨质疏松、骨软化，骨源性血清ALP升高。因此，长期服用阿德福韦酯或替诺福韦酯治疗的患者，血清ALT和AST正常，而血清ALP升高应警惕药物引起的骨毒性。

42. 总胆汁酸和胆碱酯酶的临床意义何在

《指南》：总胆汁酸（TBA）：健康人的周围血液中血清胆汁酸含量极低，当肝细胞损害或肝内、外胆管阻塞时，胆汁酸代谢就会出现异常，TBA就会升高。

胆碱酯酶（CHE）：胆碱酯酶可反映肝脏合成功能，对了解肝脏应急功能和贮备功能有参考价值。

总胆汁酸（TBA）是在肝脏内以胆固醇为原料合成的一种有机酸，从肝脏分泌到胆汁后进入肠道，又从门静脉重吸收回肝脏。这种现象被医生称为"肝肠循环"。当肝细胞受损时，必然会影响到肝内总胆汁酸的合成、分泌和代谢。因此，TBA是惟一一项可同时反映肝脏合成功能、分泌功能和代谢功能三方面情况的血清生化学指标。当肝细胞损害或肝内、外胆管阻塞时，都会影响胆汁酸的合成、分泌和代谢，导致血清总胆汁酸升高。

胆碱酯酶（CHE）是在肝脏中合成，然后分泌到血液中的酶，这种酶可将胆碱酯水解成胆碱和有机酸。由于肝脏是合成这种酶的惟一器官，因此被医生作为反映肝脏合成功能的指标。肝脏受损时，肝细胞合成功能下降，血清胆碱酯酶降低。肝细胞炎症程度越重，胆碱酯酶活力下降越明显，因此，肝硬化和肝衰竭患者的胆碱酯酶明显降低。但是，一些药物（如苦参素、山豆根等）可通过抑制血清胆碱酯酶活性或减少肝内胆碱酯酶合成导致血清胆碱酯酶下降，应注意鉴别。

43. 甲胎蛋白升高就是得了肝癌吗

甲种胎儿球蛋白（AFP，简称甲胎蛋白）是由胎儿肝细胞合成、在胎儿血清中正常存在的一种特殊蛋白。妊娠妇女一般在妊娠后开始上升，胎龄16~20周时达到最高峰，然后逐渐下降，至胎儿娩出后1~5周完全消失。原发性肝癌患者，血清中AFP常明显升高，超过

> 《指南》：甲胎蛋白（AFP）：血清AFP及其异质体是诊断肝细胞癌的重要指标。应注意AFP升高的幅度、动态变化及其与ALT、AST的消长关系，并结合临床表现和肝脏影像学检查结果进行综合分析。

350ng/ml（放射免疫定量法），甚至达1000ng/ml以上或呈进行性升高。因此，临床医生常把AFP作为原发性肝癌的辅助诊断、疗效考核和判断预后的有效指标。在原发性肝癌的普查中，AFP是最常用的方法，有助于发现早期肝癌，使患者获得早期治疗，改善预后。

但甲胎蛋白升高不一定都是肝癌。由于甲胎蛋白是肝细胞发育时的一种特殊蛋白，因此在急、慢性肝炎和肝硬化时，伴随肝脏修复和肝细胞

再生，也可产生和分泌甲胎蛋白，使血清AFP升高，但通常仅为轻度升高（小于350 ng/ml），这种AFP升高不一定是坏事。例如：重型肝炎病人血清中AFP水平升高，常提示肝细胞再生活跃，抢救成活率较AFP阴性者高，预后良好。随着疾病的恢复，ALT和AST恢复正常，动态观察AFP水平常逐渐下降并恢复正常。使用一些刺激肝细胞再生的药物（如促肝细胞生长素）后，也可出现AFP升高。因此，应注意AFP升高的幅度、动态变化及其与ALT、AST的消长关系，并结合临床表现和肝脏影像学检查结果进行综合分析。如果慢性肝炎和肝硬化患者的AFP长期处于高水平，居高不下，甚至进行性升高，则应警惕原发性肝癌的发生。

除了肝病以外，患生殖系统胚胎性肿瘤如睾丸癌、卵巢畸胎瘤、消化道肿瘤、胰腺癌伴肝脏转移者，亦常出现AFP升高。在急性大量失血后，偶尔也可见到AFP升高。

为了鉴别血清AFP是良性升高还是肝癌所致，科学家们想出了一个办法，就是检测甲胎蛋白的异质体（AFP-L3）。科学家发现，肝癌细胞产生的甲胎蛋白与肝细胞良性增生时产生的甲胎蛋白不同。肝癌细胞产生的甲胎蛋白与小扁豆凝集素有很强的结合力，如果检测到这种甲胎蛋白的异质体在甲胎蛋白中的比值升高（>10%），高度怀疑与肝细胞癌相关。

44. 脱γ羧基凝血酶原检查如何与甲胎蛋白互补诊断肝细胞癌

《指南》：维生素K缺乏或拮抗剂－Ⅱ诱导蛋白（protein induced by vitamin K absence or antagonist－Ⅱ，PIVKA－Ⅱ），又名脱γ羧基凝血酶原（des－gamma－carboxyprothrombin，DCP），是诊断肝细胞癌的另一个重要指标，可与甲胎蛋白互为补充。

正常凝血酶原是在肝细胞微粒体内产生的，这些凝血酶原的产生需要维生素K的参与，但是癌变的肝细胞对维生素K的摄取和利用发生了障碍，产生了一种异常的凝血酶原，被称为"维生素K缺乏或拮抗剂–Ⅱ诱导蛋白"或"脱γ羧基凝血酶原"。这种异常的凝血酶原还具有刺激肿瘤生长、转移和癌旁组织血管细胞增生的作用。血清中脱γ羧基凝血酶原阳性提示可能是肝细胞癌发生。

　　甲胎蛋白和脱γ羧基凝血酶原检测均有少数患者出现"假阳性"或"假阴性"，造成误诊或漏诊。如果两者结合，可以更准确地对肝癌做出诊断，特异性可以达到96%以上，敏感性可达90%以上。

五、肝纤维化非侵袭性诊断

45. 如何利用APRI评分进行无创性肝硬化诊断

《指南》：APRI评分：天冬氨酸氨基转移酶（AST）和血小板（PLT）比率指数（aspartate aminotransferase—to—platelet ratio index，APRI）可用于肝硬化的评估。成人中APRI评分 >2 分，预示患者已经发生肝硬化。APRI计算公式为 [（AST/ULN）×100/PLT（10^9/L）]。

多年来，许多医生在寻找更简单的方法进行无创性肝纤维化评估和肝硬化诊断。2003年一位美国医生首先提出利用天冬氨酸氨基转移酶（AST）和血小板（PLT）比率指数评估肝纤维化和肝硬化，并根据其英文（Aspartate aminotransferase–to–Platelet Ratio Index）的缩写命名为"APRI评分"。AST和血小板都是肝病患者经常进行的检查指标，只用这两项指标就能对肝脏的纤维化和肝硬化程度进行评估，那真是太简单不过了！经过十余年的研究和验证，这种方法得到了大多数医生的认可，并被世界卫生组织、欧洲和美国的《乙肝指南》和《丙肝指南》推荐。APRI评分的计算公式是：

$$APRI 评分 = \frac{AST \div ULN \times 100}{PLT(10^9/L)}$$

公式中AST=天冬氨酸氨基转移酶，ULN=AST的正常参考值上限，PLT=血小板（10^9/L）。如果APRI评分>2，则预示患者很可能已经发生了肝硬化。研究显示，这种方法诊断肝硬化的准确性在80%左右。例如：1例男性乙型肝炎患者的检查报告显示：AST 80U/L（正常参考范围：0～40U/L），血小板95×10^9/L，那么对他的APRI评分为：

$$APRI 评分 = \frac{80 \div 40 \times 100}{95(10^9/L)} \approx 2.1$$

这例患者的APRI评分>2，说明他可能已经发展到肝硬化阶段。

美国的丙型肝炎在线网站（Hepatitis C online）把APRI评分的公式程序直接放到了网上（http://www.hepatitisc.uw.edu/page/clinical-calculators/apri）。患者只要在网上直接输入AST及其正常值上限和血小板（PLT）的检测值，即可得出自己的APRI评分。

需要注意的是，我国的肝病患者常常服用联苯双酯、双环醇、五脂胶囊等降酶药。这些降酶药有可能导致ALT下降，而AST上升。在这种情况下计算APRI评分是不准确的，需要在未服降酶药的情况下计算APRI评分。

46. 如何利用FIB-4指数评估慢性乙型肝炎患者的肝纤维化

FIB-4指数（Fibrosis 4 Score）是2006年由史特林（Sterling）医生首先提出的一种无创性评估慢性肝病患者肝纤维化的另一种方法。和"APRI评分"一样，这种方法仅包含了ALT、AST、PLT和患者年龄几项简单的指标，非常适合基层医生应用。FIB-4指数的计算公式为：

> 《指南》：FIB-4指数：基于ALT、AST、PLT和患者年龄的FIB-4指数可用于慢性乙型肝炎患者肝纤维化的诊断和分期。FIB-4=（年龄×AST）÷（血小板×ALT的平方根）。

$$FIB-4 = \frac{年龄(岁) \times AST(U/L)}{PLT(10^9/L) \times \sqrt{ALT(U/L)}}$$

不同肝病患者FIB-4指数评价的临界值略有不同。对于慢性乙型肝炎或丙型肝炎，FIB-4指数<1.45者无明显肝纤维化或只有2级以下的肝纤维化，与肝穿刺病毒学结果的符合率为94.7%；而FIB-4指数>3.25者的肝纤维化程度为3~4级或以上，与肝穿刺病毒学结果的符合率为82.1%。对于非酒精性脂肪肝，2级以下或3~4级以上的肝纤维化临界值分别为<1.3和>2.67。但也有研究认为，FIB-4指数对于排除明显肝纤维化更准确，优于对严重肝纤维化的诊断。

例如：1例41岁男性慢性乙型肝炎患者的检查报告显示：ALT 100U/L，AST 80U/L，血小板95 × 10⁹/L，那么他的FIB-4指数为：

$$FIB-4 = \frac{41(岁) \times 80(U/L)}{95(10^9/L) \times \sqrt{100(U/L)}} \approx 3.45$$

这例患者的FIB-4指数>3.25，说明他的肝纤维化程度为3~4级或以上，很可能已经发展到肝硬化阶段。

与计算APRI评分的情况相似，服用联苯双酯、双环醇、五脂胶囊等降酶药物可能影响ALT和AST的结果，导致FIB-4指数不准确。因此需要在未服降酶药的情况下计算FIB-4指数，对肝纤维化进行评估。

胃肠病学和肝病学资源网站把FIB-4指数计算公式的程序直接做到了网站里（http://gihep.com/calculators/hepatology/fibrosis-4-score/）。患者只要在网上直接输入自己的年龄、ALT、AST和血小板的检测值，即可得出自己的FIB-4指数。

47. 如何读懂"飞波试肝"的检查结果

《指南》：瞬时弹性成像（transient elastography, TE）：瞬时弹性成像作为一种较为成熟的无创检查，其优势为操作简便、可重复性好，能够比较准确地识别出轻度肝纤维化和进展性肝纤维化或早期肝硬化；但其测定成功率受肥胖、肋间隙大小以及操作者的经验等因素影响，其测定值受肝脏炎症坏死、胆汁淤积以及脂肪变等多种因素影响。由于胆红素异常对瞬时弹性成像诊断效能的显著影响，应考虑在胆红素正常情况下进行瞬时弹性成像检查。瞬时弹性成像结果判读需结合患者ALT水平等指标，将瞬时弹性成像与其他血清学指标联合使用可以提高诊断效能。

评估肝纤维化的方法可以通过APRI评分、FIB-4指数、AST/ALT比值、白蛋白/球蛋白比值、肝脏影像学检查（超声波、CT扫描、磁共振等）等检查方法进行无创性评估，但这些检查常受多种因素的影响，且无法量化，不够准确。而且，当超声波等影像学检查确诊为肝硬化时，肝脏病变已经非常明显。医生也可以通过肝穿刺，在显微镜下对肝脏的纤维化程度进行分级。但肝穿刺毕竟是一种有创伤性的检查，会引起疼痛，不能反复进行。另外，肝穿刺取出的肝组织只占整个肝脏的1/50000左右，而肝纤维化的分布是不均匀的。医生也曾想通过检测血清中一些纤维蛋白的变化来诊断肝纤维化。但这些指标太不准确了，很容易受到年龄和身体其他组织病变的影响。

怎样才能减少对患者的损伤，又能早期对肝纤维化程度做出评估呢？人们想到了用一种机器在身体外面探查肝脏的硬度。于是发明了一种"瞬时弹性成像"技术测量肝脏硬度的办法来评估肝纤维化程度，这种检查方法

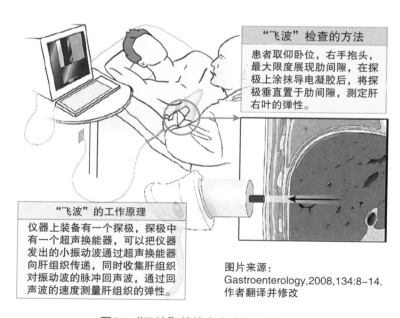

"飞波"检查的方法

患者取仰卧位，右手抱头，最大限度展现肋间隙，在探极上涂抹导电凝胶后，将探极垂直置于肋间隙，测定肝右叶的弹性。

"飞波"的工作原理

仪器上装备有一个探极，探极中有一个超声换能器，可以把仪器发出的小振动波通过超声换能器向肝组织传递，同时收集肝组织对振动波的脉冲回声波，通过回声波的速度测量肝组织的弹性。

图片来源：
Gastroenterology,2008,134:8-14.
作者翻译并修改

图21 "飞波"的检查方法和工作原理

是一种无创、无痛、快速、简单、客观、定量检测肝脏纤维化的方法，为临床诊断与评价肝纤维化提供了一种新的手段（图21）。根据其仪器的英文名称（FibroScan）译音，一些网民称其为"飞波试肝"或简称为"飞波"。"飞波"利用超声技术通过肝脏组织对低频超声震动波反射而来的弹性数值，来评估肝脏硬度，单位以千帕（kPa）来表示。"飞波"的弹性数值测量范围是2.4~75.4kPa，弹性数值越大，表示肝组织质地越硬，纤维化程度越严重。

"飞波"检测肝纤维化程度按弹性数值分为F0、F1、F2、F3和F4，5个等级：F0为无肝纤维化，≥F1为轻度肝纤维化，≥F2为中度肝纤维化，≥F3为重度肝纤维化，F4为肝硬化。不同肝病肝纤维化程度的"飞波"测定临界值不同。乙型肝炎肝脏硬度与纤维化程度的关系大约为：0~6kPa≈F0-F1，6.1~7kPa≈F1，7.1~8kPa≈F1-F2，8.1~9kPa≈F2，9.1~10.4kPa≈F2-F3，10.5~11kPa≈F3，11.1~18.2kPa≈F3-F4，>18.2kPa≈F4。

我国2015年版《乙肝指南》根据我国《瞬时弹性成像技术诊断肝纤维化专家意见》及国内外专家的经验，将乙型肝炎肝纤维化程度分为：无显著肝纤维化（<F2）、显著肝纤维化（≥F2）、进展性肝纤维化（≥F3）和肝硬化（F4）4个等级，并根据患者肝脏炎症坏死程度（ALT）提出了不同的判定值（图22）。

《指南》：瞬时弹性成像的临床应用：胆红素正常且没有进行过抗病毒治疗者肝硬度测定值（LSM）≥17.5kPa诊断肝硬化，LSM≥12.4kPa（ALT<2×ULN时为10.6kPa）可诊断为进展性肝纤维化；LSM<10.6kPa可排除肝硬化可能；LSM≥9.4kPa可诊断显著肝纤维化；LSM<7.4kPa可排除进展性肝纤维化；LSM在7.4~9.4kPa患者可以考虑肝脏活组织检查。转氨酶及胆红素均正常者LSM≥12.0kPa诊断肝硬化，LSM≥9.0kPa诊断进展性肝纤维化，LSM<9.0kPa排除肝硬化；LSM<6.0kPa排除进展性肝纤维化，LSM在6.0~9.0kPa患者如难以临床决策，考虑肝脏活组织检查。

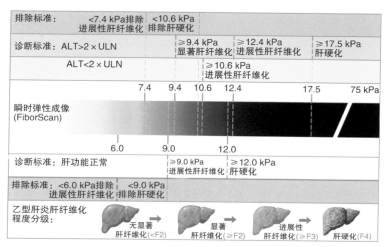

图22　我国专家推荐"飞波"测定值对乙肝病毒感染者肝纤维化程度的评估

例如：一位慢性乙型肝炎患者ALT为102U/L。在抗病毒治疗前进行"飞波"检查，结果为9.5kPa，为显著性肝纤维化，相当于F2~F3，并可排除肝硬化。但如果这位患者的肝功能均正常，则为进展性肝纤维化，且不能排除已经发展到肝硬化的可能。

"飞波"测定的结果受很多因素的影响，如肥胖、肋间隙大小、肝脏炎症坏死及胆汁淤积状况以及操作者的经验等，需要结合临床其他检查确定。由于胆红素异常对"飞波"检测结果影响较明显，有黄疸的患者要等黄疸消退后再行"飞波"检测。肝脏炎症坏死程度也可能影响到"飞波"检测的结果，ALT正常或不正常，"飞波"检测对肝纤维化判定也有一定差异。

48. 如何看待肝纤维化血清学检查

肝细胞的炎性改变可以刺激肝内纤维组织增生，引起血清促纤维形成的一些标志物水平升高，人们利用这些指标判断肝脏纤维化程度。常用的血清肝纤维化指标有四项，包括：透明质酸（HA）、层粘蛋白（LN）、Ⅳ型胶原（C-Ⅳ）、Ⅲ型前胶原（PCⅢ）。

这些指标升高常提示肝组织内纤维化形成，异常程度随着肝纤维化加重而逐渐明显。血清肝纤维化指标的异常在急性肝炎中即可见到，随着慢性肝病的进展，肝纤维化指标的改变也逐渐明显，肝硬化和肝癌则明显升高。但是，这四项肝纤维化血清学指标的特异性不强，其他脏器的疾病也可引起这几项纤维化指标异常。例如：肺癌和许多恶性肿瘤可引起血清透明质酸和层粘蛋白明显升高；结缔组织病、器官移植排异反应、肾纤维化、慢性肾炎及肾衰竭都可引起血清透明质酸升高；老年骨关节病、类风湿性关节炎的患者血清透明质酸也会明显升高；血清Ⅳ型胶原在全身结缔组织病、肾纤维化、甲状腺功能亢进（甲亢）、糖尿病合并肾病时也可升高；矽肺（硅沉着病）可引起血清Ⅲ型前胶原升高。

除了疾病以外，年龄也是这些纤维化指标的重要影响因素。血清透明质酸水平随年龄增加而升高，健康青年组＜健康老年前期组＜健康老年组；在慢性肝炎患者中，年龄的影响甚至比肝脏病变的影响更明显。因此，近年来血清肝纤维化检测逐渐被医生淘汰，各国的乙型肝炎或丙型肝炎管理指南均未推荐四项肝纤维化血清学检查作为评估肝纤维化程度的方法。

六、影像学诊断

49. 乙肝病毒感染者为什么要定期进行影像学检查

《指南》：影像学检查的主要目的是监测慢性乙型肝炎的临床进展、了解有无肝硬化、发现占位性病变和鉴别其性质，尤其是监测和诊断肝细胞癌。

慢性乙型肝炎是危害人类健康的严重问题。如果没有规范的治疗，慢性乙型肝炎患者发展为肝硬化的概率大约为每年2%～10%，5年累积肝硬化发生率大约12%～25%；代偿期肝硬化患者如果不治疗，每年有3%～5%的患者进展为失代偿期肝硬化或肝衰竭；失代偿期肝硬化或肝衰竭患者的5年生存率仅为14%％～35%，有65%～86%的患者死亡或需要做肝移植手术。乙型肝炎也是引起肝细胞癌的主要原因。非肝硬化乙肝病毒感染者肝癌的年发生率为0.5%～1.0%，肝硬化患者肝癌的年发生率为3%～6%。全球的肝硬化和肝癌患者中，由乙肝病毒感染引起的比例分别为30%和45%。我国的肝硬化和肝癌患者中，由乙肝病毒感染引起的比例分别为60%和80%。

超声波、电子计算机断层成像（CT）和磁共振（MRI）等影像学检查可以清楚地看到肝脏的大小和形态，也可以准确地对门静脉和脾脏进行测量，观察肝病进展，诊断肝硬化及其并发症（如脾大、门静脉高压、腹水等），也可以及时发现肝内占位性病变并鉴别其性质。因此，乙肝病毒感染者应定期进行影像学检查。

50. 乙肝病毒感染者做腹部超声波检查能看到什么

> **《指南》**：腹部超声（US）检查：操作简便、直观、无创性和价廉，超声波检查已成为肝脏检查最常用的重要方法。该方法可以协助判断肝脏和脾脏大小、形态、肝内重要血管情况及肝内有无占位性病变，但容易受到仪器设备、解剖部位、操作者的技术和经验等因素的限制。

超声波检查是通过声学图像反映人体脏器及组织结构的一种检查方法，可以测量人体脏器或病变的深度、大小、形状，分析病变的性质、病变位置及与周围脏器的关系、脏器活动规律、血流信息等。

超声波检查肝脏是最常用、最实用、最经济和无创伤的影像学检查技术，使医生隔着患者的肚皮就看清了肝脏和腹腔内的其他脏器。超声波能诊断的肝胆系统疾病可多了，比如：脂肪肝、肝硬化、肝血管畸形、肝脏肿瘤和寄生虫病等，只需要花一百多元钱就把整个肝胆系统检查全了。

肝脏病变越明显，超声波诊断的准确性越高。急性肝炎时，超声波检查缺乏特异性影像特点，绝大多数肝回声正常；慢性肝炎声像图为回声增加型，还可测得慢性肝炎患者的脾大。与病理诊断比较，超声波诊断轻度慢性肝炎的符合率为77%，诊断中、重度慢性肝炎的符合率达82%，诊断肝硬化和肝癌的符合率达90%以上。乙肝病毒感染是慢性肝炎、肝硬化和肝癌的主要致病因素，因此经常进行超声波检查对早期诊断肝硬化和肝癌是非常必要的。

肝功能正常的乙肝病毒携带者和轻度慢性肝炎患者最好每年进行一次超声波检查，40岁以上和肝脏炎症程度在中度以上的慢性肝炎患者最好半年进行一次超声波检查，肝硬化或肝内回声不均质的患者最好3~6个月进行一次超声波检查。

51. 如何看懂超声波报告单

乙肝病毒感染者超声波检查的部位应包括肝脏、胆囊和脾，肝硬化患者还应该进行腹水检查。

正常肝脏的超声波声像图显示切面轮廓规则、光滑，顶部厚而下缘锐薄。肝脏厚度与体型有关，右肝最大斜径不超过12~14cm，肝右叶前后径不超过8~10cm；左肝顶部厚不超过5~6cm，长度不超过5~9cm；肝尾叶长度和厚不超过4.5cm。肝实质的回声由大小相似、辉度相近、分布均匀的密集细小光点组成。正常人门静脉主干内径一般≤1.2cm；≥1.3cm时，提示门静脉高压。正常脾脏超声波显示边界整齐、光滑、脾脏内部为密集低回声，分布均匀；正常脾脏厚度，女性一般小于3.5cm，男性一般小于4cm；脾脏长径为10~12cm，肋下不可探及。空腹时正常胆囊形状如梨或茄子，长径4~8cm，横径2~3.5cm。

慢性肝炎和肝硬化患者的肝脏纤维组织增生明显，肝实质内可见弥漫性散在的线状回声，回声增粗、增强，有时可见小结节回声，随病变发展，出现肝结构紊乱、肝实质不均质改变，肝表面呈粗细不等的结节状，凹凸不平。门静脉主干内径增宽，≥1.3cm。伴有腹水时，于肝脏后方显示液性暗区，中等量以上腹水在肝脏周围均为液性暗区。对于慢性肝炎，无论轻重，超声波医生都会报告"肝脏弥漫性病变"或"肝实质回声弥漫性增强"。如果肝脏有了明显的不均质改变或呈结节状、门静增宽或腹水，医生则会报告肝硬化。如果超声波发现肝脏内出现局限性回声异常，则应警惕肝癌的发生。彩色多普勒超声（简称：彩超）可显示癌肿周围有血管包绕，多为肝动脉血流或动静脉瘘，并常伴肝动脉血流量明显增加。慢性肝炎常伴有胆囊壁增厚、胆囊腔缩小等非特异性胆囊炎改变，但患者多无症状，也无须治疗。

52. 乙肝病毒感染者什么时候适合进行CT 扫描或磁共振检查

《指南》：电子计算机断层成像（CT）：目前是肝脏病变诊断和鉴别诊断的重要影像学检查方法，用于观察肝脏形态，了解有无肝硬化，及时发现占位性病变和鉴别其性质，动态增强多期扫描对肝细胞癌的诊断具有高度敏感性和特异性。

磁共振（MRI 或 MR）：无放射性辐射，组织分辨率高，可以多方位、多序列成像，对肝脏的组织结构变化如出血坏死、脂肪变性及肝内结节的显示和分辨率优于CT和超声波。动态增强多期扫描及特殊增强剂显像对鉴别良、恶性肝内占位性病变优于CT。

电子计算机断层成像根据其英文（computed tomography）字头被人们简称为"CT"。CT是运用X线设备结合高超的计算机技术，通过一个圆环状的仪器，为身体不同部位的横断切面拍摄的图像，根据不同器官的密度差异，对疾病做出诊断。它能使传统的X线检查难以显示的器官及其病变显示成像，且图像逼真，解剖关系明确，从而扩大了人体的检查范围，大大提高了病变（尤其是肿瘤）的早期检出率和诊断准确率。有时，为了进一步提高不同组织结构的对比度，更清晰地显示病变或血管，还要使用造影剂。CT是X线穿过身体后的成像，具有放射性，对人体有一定危害。

磁共振是将人体置于特殊的磁场中，用无线电射频脉冲激发人体内氢原子核，引起氢原子核共振，并吸收能量，再被体外的接受器收录，经电子计算机处理获得图像。它不仅可以像CT一样对身体的横断面做出图像，还可以对身体的矢状面、冠状面和各种斜面做出图像，对病变的显示和分辨率优于CT。磁共振不需要注射造影剂，无电离辐射，对机体没有不良影响，但带有心脏起搏器的患者或体内有某些金属异物植入的患者不能作磁共振检查。

　　对于慢性乙肝病毒感染者，CT及磁共振检查更适合对肝脏占位性病变的性质、部位及与周围组织器官的关系做出诊断时使用，而且其成像可以洗印成片，与其他医院的医生共享。因此，在患者被怀疑有肝胆系统肿瘤的情况下，更适合选择CT或磁共振检查。

七、病理学诊断

53. 乙肝病毒感染者为什么要进行肝穿刺活检

《指南》：肝组织活检的目的是评价慢性乙型肝炎患者肝脏病变程度、排除其他肝脏疾病、判断预后和监测治疗应答。

慢性乙型肝炎的病理学特点是：不同程度的汇管区及其周围炎症，浸润的炎症细胞以单个核细胞为主，主要包括淋巴细胞及少数浆细胞和巨噬细胞；炎细胞聚集常引起汇管区扩大，并可引起界板肝细胞凋亡和坏死形成界面炎，旧称碎屑样坏死。小叶内肝细胞变性、坏死及凋亡，并可见毛玻璃样肝细胞，肝细胞坏死形式包括点灶状坏死、桥接坏死和融合性坏死等，凋亡肝细胞可形成凋亡小体，且随炎症病变活动而愈加显著。尽管少数慢性乙型肝炎可无肝纤维化形成，但多数往往因病毒持续感染、炎症病变活动导致细胞外基质过度沉积，呈现不同程度的汇管区纤维性扩大、纤维间隔形成，Masson 三色染色及网状纤维染色有助于肝纤维化程度的评价。明显的肝纤维化（Metavir 分期 ≥ F2）和进展期肝纤维化（Metavir 分期 ≥ F3）进一步发展，可引起肝小叶结构紊乱、肝细胞结节性再生，形成假小叶结构，即肝硬化。病毒清除或抑制，炎症病变消退，组织学上肝纤维化及肝硬化可呈现不同程度的逆转。

肝穿刺进行肝组织活检是使用一种特制的细穿刺针，利用负压吸引或切割的方法，取出少许肝组织，在显微镜下直接观察肝细胞形态及病理改变。肝组织活检是一种能直接了解肝组织病理变化，做出较精确诊断的检查方法，也是肝脏疾病诊断和鉴别诊断的重要依据，是慢性肝炎诊断的

"金标准"，因而对慢性乙肝病毒感染者的诊断是很重要的。

　　肝组织活检可以帮助医生对慢性乙型肝炎患者做出更准确的诊断。慢性乙肝病毒感染者肝脏的炎症和纤维化程度与治疗及预后有密切的关系，只有临床症状和化验结果，没有肝组织活检有时不能做出准确的判断。例如：肝功能正常的乙肝病毒携带者，经肝组织活检发现10%的人肝组织基本正常，70%的人肝组织有轻微病变，20%的人有慢性活动性肝炎或肝硬化。前面80%的感染者可暂时不用治疗，后面20%的感染者则应该治疗。

　　重型肝炎的严重性与肝细胞坏死程度有直接关系。病理显示肝细胞破坏严重者预后较差；肝小叶结构紊乱，纤维组织增生多，预示患者将发展到肝硬化。在治疗过程中，借助于肝组织活检可以客观、准确地判断药物的疗效。国内外大量文献表明，在拉米夫定和阿德福韦酯等抗病毒药物治疗1年后，绝大部分患者肝组织炎症程度和纤维化程度有了明显改善。此外，乙肝病毒感染者也可能同时存在其他肝病，如脂肪肝、自身免疫性肝炎、肝豆状核变性、肝糖原累积症等，肝组织活检可以为这些肝病的诊断提供重要依据。所以，在诊断和治疗需要时，医生常要求患者进行肝穿刺检查。

54. 什么是病理学免疫组织化学染色法检测

《指南》：免疫组织化学染色法可检测肝组织内 HBsAg 和 HBcAg 的表达。如临床需要，可采用核酸原位杂交法或 PCR 法进行肝组织内 HBV DNA 或 cccDNA 检测。

　　对肝穿刺活组织标本进行免疫组织化学染色法检测是把某种病毒（或其他病原体）的抗体做上能显示出颜色的"记号"，然后把这种带有"记号"的抗体放在肝脏或其他组织细胞标本上，让它去"寻找"标本中相应的抗原。当它找到抗原后，就会和抗原结合在一起。因此，抗原所在的部位就聚集了许多带有"记号"的抗体。我们在显微镜下观察这些抗原–抗体结合的情况，就很容易发现肝细胞内的病毒（或其他病原体）抗原了。

肝细胞经免疫组织化学法染色后，可检测到肝细胞内的乙肝病毒抗原。血中无法检测到的乙肝病毒核心抗原（HBcAg）只能通过肝脏病理免疫组织化学染色法在肝细胞中找到；一些少见的隐匿性慢性乙型肝炎（见第60条：什么是隐匿性慢性乙型肝炎），当血中查不到乙肝病毒抗原时，也可以经过肝穿刺活组织标本免疫组织化学染色法检测得到诊断。

医生还可以用一些特殊的基因检测方法，检测到肝细胞内的乙肝病毒DNA及其深深扎在肝细胞核中的"根"——cccDNA。研究显示，血清中乙肝病毒表面抗原消失后10年，仍有14%的感染者肝脏中可以检测出这种cccDNA。这就意味着，如果机体免疫受到某种原因的抑制，乙肝病毒仍有可能复活。

55. 如何进行肝穿刺

肝穿刺术是临床医生经常操作的小手术，许多医院都可以进行。肝穿刺前，医生一般都会先为患者进行血小板计数、出血时间、凝血时间、凝血酶原时间等检查，有出血倾向和凝血机制障碍的患者不适合做肝穿刺检查。肝穿刺前还要进行B超检查和肝穿定位，观察肝脏形态、大小和周围组织器官的情况，避开血管和血管瘤，找到最适合的穿刺部位。

进行肝穿刺时，医生首先会

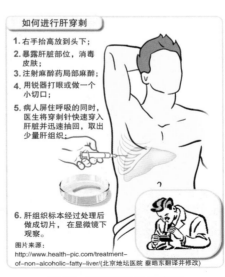

如何进行肝穿刺

1. 右手抬高放到头下；
2. 暴露肝脏部位，消毒皮肤；
3. 注射麻醉药局部麻醉；
4. 用锐器打眼或做一个小切口；
5. 病人屏住呼吸的同时，医生将穿刺针快速穿入肝脏并迅速抽回，取出少量肝组织；
6. 肝组织标本经过处理后做成切片，在显微镜下观察。

图片来源：
http://www.health–pic.com/treatment–of–non–alcoholic–fatty–liver/（北京地坛医院 蔡晧东翻译并修改）

图23　肝穿刺活检示意图

在肝穿刺部位注射局部麻醉药物，如果对麻醉药物有过敏史的患者应提前向医生声明。麻醉后，医生先用一个尖锐的针头将表皮刺破，然后将肝穿针刺入到肝包膜，并告诉患者"吸气→呼气→屏气"，就在屏气的一刹那，医生快速将针刺入或射入肝脏大约2cm深度取出直径约1mm、长度约1~1.5cm大小的肝组织。穿刺过程大约1~2秒（图23）。

有一些肝炎患者害怕肝穿刺，担心对身体造成伤害。其实，这种担心是多余的。肝穿刺并不可怕，只要凝血机制正常，选择位置正确，肝穿刺手术是比较安全的。做完肝穿刺后平卧2~6小时就可回家休息，24小时内不要洗澡，第2天可以照常上班，对身体无明显影响。

56. 如何对肝脏炎症和纤维化程度进行病理分级

《指南》：慢性乙型肝炎肝组织炎症坏死的分级和纤维化程度的分期，推荐采用国际上常用的Metavir评分系统。此外，采用计算机辅助数字化图像分析测定肝组织胶原面积比例（collage proportionate area，CPA）可以用于临床试验的肝纤维化定量评价，但目前没有用于临床实践。

我国2005年和2010年版《乙肝指南》的慢性乙型肝炎肝组织炎症坏死和纤维化程度分级是按照我国2000年《病毒性肝炎防治方案》，把肝脏的炎症程度和纤维化程度均分为5级，分别用G0、G1、G2、G3、G4和S0、S1、S2、S3、S4表示。我国2015年版《乙肝指南》对慢性乙型肝炎肝组织炎症坏死分级和纤维化分期推荐采用国际上常用的Metavir评分系统。Metavir评分系统把肝脏组织学炎症活动程度分为4级，分别用A0（无炎症活动）、A1（轻度炎症活动）、A2（中度炎症活动）和A3（重度炎症活动）表示，其中的A1相当于以往的G1–G2（表1）。

表1　肝脏炎症活动程度两种分级方法的对照

Metavir分级	以往分级	汇管区及周围	肝小叶内
A0	G0	无炎症	无炎症
A1	G1	汇管区炎症	变性及少数点灶状坏死灶
A1	G2	轻度碎屑坏死	变性，点、灶状坏死或嗜酸小体
A2	G3	中度碎屑坏死	变性，融合坏死或见桥接坏死
A3	G4	重度碎屑坏死	桥接坏死广，累及多个小叶

Metavir评分系统把肝脏纤维化程度分为5期，分别用F0、F2、F3、F4和F5表示，其中F0为无肝纤维化，F1为轻度肝纤维化，≥F2为显著肝纤维化或明显肝纤维化，≥F3为进展期肝纤维化，F4为肝硬化。F1、F2、F3和F4的模式图及其病理改变见图24。

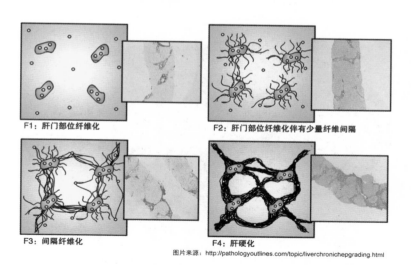

F1：肝门部位纤维化

F2：肝门部位纤维化伴有少量纤维间隔

F3：间隔纤维化

F4：肝硬化

图片来源：http://pathologyoutlines.com/topic/liverchronichepgrading.html

图24　Metavir评分系统肝纤维化分期F1、F2、F3和F4的模式图及病理改变

八、临床诊断

57. 什么是慢性乙肝病毒感染，什么是慢性乙型肝炎

《指南》：根据HBV感染者的血清学、病毒学、生物化学试验及其他临床和辅助检查结果，可将慢性HBV感染分为：慢性HBV携带者、HBeAg阳性慢性乙型肝炎、HBeAg阴性慢性乙型肝炎、非活动性HBsAg携带者、隐匿性慢性乙型肝炎和乙型肝炎肝硬化。

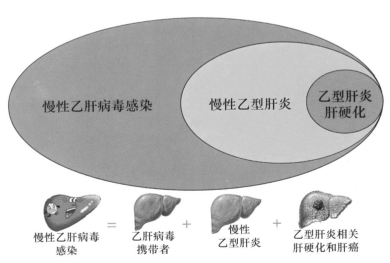

图25　慢性乙肝病毒感染、慢性乙型肝炎和乙型肝炎肝硬化间的关系

在讨论慢性乙肝病毒感染者的诊断之前，我们首先要把慢性乙肝病毒感染与慢性乙型肝炎区别开来。慢性乙肝病毒感染是指感染了乙肝病毒后，机体免疫系统不能将其清除，体内长期带有病毒的状况。因此，只要血清HBsAg和（或）HBV DNA阳性持续6个月以上，就属于慢性乙肝病毒感染。这种体内长期携带病毒的状况并不等于发生了肝炎，它包括了免疫耐受期没有任何症状、肝功能正常的慢性乙肝病毒携带者，慢性乙型肝炎及所有因乙肝病毒引起的相关疾病（图25）。也就是说，不是所有的慢性乙肝病毒感染者都是慢性乙型肝炎，但慢性乙型肝炎肯定属于慢性乙肝病毒感染者。

58. 什么是慢性HBV携带者和非活动性HBsAg携带者，两者有何不同

《指南》：慢性HBV携带者：多为年龄较轻的处于免疫耐受期的HBsAg、HBeAg和HBV DNA阳性者，1年内连续随访3次，每次至少间隔3个月，均显示血清ALT和AST在正常范围，HBV DNA通处于高水平，肝组织学检查无病变或病变轻微。

非活动性HBsAg携带者：血清HBsAg阳性、HBeAg阴性、抗-HBe阳性或阴性，HBV DNA低于检测下限或＜200IU/ml，1年内连续随访3次以上，每次至少间隔3个月，ALT和AST均在正常范围。肝组织学检查显示：组织学活动指数（HAI）评分＜4或根据其他的半定量计分系统判定病变轻微。

一般来说，肝功能正常的乙肝病毒感染者都算是乙肝病毒携带者。所谓肝功能正常，是指1年内至少进行3次肝功能检测，每次间隔至少3个月以上，ALT和AST均正常者。

《乙肝指南》把乙肝病毒携带者分为两类：第一类称为"慢性HBV携

带者"，相当于乙肝病毒感染自然史中的第一期（免疫耐受期），也就是我们常说的乙肝"大三阳"病毒携带者；第二类为"非活动性HBsAg携带者"，相当于乙肝病毒感染自然史中的第三期（非活动期），也就是我们常说的乙肝"小三阳"病毒携带者。非活动性HBsAg携带者大多预后良好，不仅肝硬化和肝癌的发生率大大降低，而且每年有1%~3%的感染者病毒完全被清除，乙肝病毒表面抗原自然阴转。

59. 为什么要把慢性乙型肝炎分为e抗原阳性和e抗原阴性两种类型

《指南》：HBeAg 阳性慢性乙型肝炎：血清 HBsAg、HBeAg 阳性，HBV DNA 阳性，ALT 持续或反复异常或肝组织学检查有肝炎病变。

HBeAg 阴性慢性乙型肝炎：血清 HBsAg 阳性，HBeAg 持续阴性，HBV DNA 阳性，ALT 持续或反复异常，或肝组织学检查有肝炎病变。

慢性乙型肝炎指急性肝炎病程超过半年以上未愈，或发现乙肝病毒感染半年以上并发生了肝功能异常或有肝脏炎病及纤维化证据者。

HBeAg阳性慢性乙型肝炎就是我们前面提到的乙肝病毒感染自然史中的第二期——免疫清除期。慢性HBV携带者随着年龄的增长常常会进展到免疫清除期，出现肝病活动，肝功能异常。这时的乙肝病毒两对半指标表现为"大三阳"（表面抗原阳性、e抗原阳性、核心抗体阳性），HBV DNA阳性，由于机体免疫系统开始识别"敌人"，并对感染了乙肝病毒的肝细胞发动免疫"战争"，使肝细胞遭到破坏，出现肝功能异常和临床症状。因此，慢性HBV携带者应每3~6个月监测一次，出现肝病活动后应及时治疗。其中有少数人尽管肝功能正常，但肝脏却有了一定程度的炎症坏死和纤维化，只有经过肝穿刺病理检查才能发现。

HBeAg阴性的慢性乙型肝炎就是我们前面提到的乙肝病毒感染自然史中的第四期——再活动期。乙肝病毒为了"逃逸"免疫系统的攻击，想出办法"乔装打扮"一番，把免疫系统认识的e抗原去掉，使自己变了样子，成为一种前C区或C区的变异的病毒。病毒变异后，在感染者的血清中不能检测出e抗原，但病毒还具有复制能力，乙肝病毒DNA阳性，感染者常伴有持续性或间歇性血清氨基转移酶升高。也有可能出现HBeAg逆转，重新变成乙肝"大三阳"，导致e抗原阳性慢性乙型肝炎。

《术语》：HBeAg逆转：既往HBeAg阴性、抗-HBe阳性的患者再次出现HBeAg。

近十多年来，随着乙肝病毒感染者的老龄化和抗病毒药物的广泛应用，HBeAg阴性慢性乙型肝炎的比例有所上升。许多人往往误认为乙肝"小三阳"比"大三阳"要好，而忽略了HBeAg阴性慢性乙型肝炎的监测与治疗。但实际上，HBeAg阴性慢性乙型肝炎患者一般年龄较大，其肝脏病变常是在经过免疫清除期肝脏病变的基础上发生，往往更严重，如果不及时治疗，常常会发展成肝硬化，甚至发生肝癌。尽管在这一时期的慢性乙型肝炎患者ALT和HBV DNA水平往往低于HBeAg阳性慢性乙型肝炎，但是，HBeAg阴性慢性乙型肝炎发展成为肝硬化或肝癌的比例并不低，甚至还高于HBeAg阳性慢性乙型肝炎。因此，我国2015年版《乙肝指南》对HBeAg阴性慢性乙型肝炎的治疗指征更宽，但治疗更加困难。干扰素治疗效果不如HBeAg阳性慢性乙型肝炎，而核苷（酸）类药物治疗更易发生耐药。我国的《乙肝指南》将慢性乙型肝炎分为HBeAg阳性和HBeAg阴性两种类型，其目的在于提醒医生重视HBeAg阴性慢性乙型肝炎的监测和治疗（见第104条：e抗原阴性慢性乙型肝炎患者的治疗与e抗原阳性患者有何不同）。

大多数慢性乙型肝炎患者早期无明显临床表现，仅在体检时发现ALT轻至中度异常。如果未定期监测或未得到及时治疗，随着疾病进展，症状逐渐明显，可出现疲劳、食欲减退、腹胀等不适。严重者可以出现皮肤和眼巩膜发黄（黄疸）、面色晦暗、肝掌和蜘蛛痣，最终进展为肝硬化和

（或）肝衰竭。根据实验室检查异常程度和临床表现，医生们把慢性肝炎分为：轻度、中度和重度（表2）。

表2　慢性肝炎的实验室检查异常程度参考指标

项目	轻度	中度	重度
ALT 和（或）AST	≤正常值上限3倍	>正常值上限3倍	>正常值上限3倍
胆红素	<正常值上限2倍	正常值上限2~5倍	>正常值上限5倍
白蛋白（g/L）	>35	32~35	<32
凝血酶原活动度（%）	>70	60~70	40~60

60. 什么是隐匿性慢性乙型肝炎

《指南》：隐匿性慢性乙型肝炎：血清 HBsAg 阴性，但血清和（或）肝组织中 HBV DNA 阳性，并有慢性乙型肝炎的临床表现。除 HBV DNA 阳性外，患者可有血清抗-HBs、抗-HBe 和（或）抗-HBc 阳性，但约 20% 隐匿性慢性乙型肝炎患者的血清学标志均为阴性。诊断主要通过 HBV DNA 检测，尤其对抗-HBc 持续阳性者。

有极少数乙肝病毒感染者乙肝病毒血清学指标表现得非常特殊，乙肝病毒表面抗原为阴性，甚至伴有乙肝病毒的三种抗体阳性，但血中却存在乙肝病毒复制，HBV DNA 阳性。目前认为这类乙肝病毒感染者是S区或前S区变异造成的（见第35条：乙肝病毒常会出现哪些变异）。由于这些感染者血清表面抗原为阴性，常常被漏诊，因此被称为隐匿性慢性乙型肝炎。这种病毒变异的隐匿性慢性乙型肝炎是极少见的。要诊断隐匿性慢性乙型肝炎，需要经过HBV DNA的检查，排除丙型肝炎、丁型肝炎、脂肪肝、酒精性肝病等其他原因才能做出诊断，必要时需要进行肝脏病理学检查，在电子显微镜下从肝脏组织细胞里查找破坏肝脏的真正"元凶"——乙肝病毒抗原及其基因，才能确定（见第54条：什么是病理学免疫组织化学染色法检测）。

61. 什么是肝硬化

《指南》：乙型肝炎肝硬化：建立HBV相关肝硬化临床诊断的必备条件包括：①组织学或临床提示存在肝硬化的证据；②病因学明确的HBV感染证据。通过病史或相应的检查予以明确或排除其他常见引起肝硬化的病因如丙型肝炎病毒感染、酒精和药物等。

正常肝脏在显微镜下像一片树叶，一个个肝细胞整齐地排列在一起，被一些像叶脉一样的膜分割成许许多多的肝小叶。那些分割肝小叶的"叶脉"中含有血管和小胆管。人类肝脏中，大约有150万个肝小叶。

慢性乙型肝炎患者由于肝脏中持续的炎症坏死病变，就刺激了肝脏内纤维组织过度增生。这些纤维组织就是肝脏里的"瘢痕"。瘢痕增生多了，也像肝脏中的"叶脉"一样把一些肝细胞分割成一块一块不规则的形状，形成一个一个"假小叶"，并使肝脏变得又硬又小（图26）。这就是肝硬化。弥漫性肝纤维化伴有假小叶形成就是肝硬化的组织病理学证据，是肝硬化诊断的重要依据。

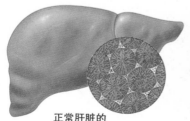
正常肝脏的
外观及显微镜下的形态

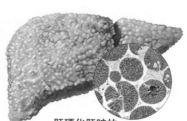
肝硬化肝脏的
外观及显微镜下的形态

图26 正常肝脏和肝硬化肝脏的外观和显微镜下的形态

肝硬化的临床证据包括：临床表现（腹水、消化道出血、肝性脑病）、实验室检查（如：AST/ALT比值>1、低白蛋白血症、凝血酶原时间等）、肝纤维化非侵袭性诊断（如：APRI评分>2、FIB-4指数>3.25、"飞波"检查为F4级）及影像学检查（超声波、CT和磁共振等）。

乙肝病毒感染是引起肝硬化的重要原因之一，是慢性乙型肝炎疾病发展的结果。我国的肝硬化患者中60%为乙肝病毒所致。

62. 如何判断肝硬化的严重程度

《指南》：临床上常根据有无主要并发症将肝硬化分为代偿期及失代偿期。代偿期肝硬化影像学、生物化学或血液学检查有肝细胞合成功能障碍或门静脉高压症证据，或组织学符合肝硬化诊断，但无食管胃底静脉曲张破裂出血、腹水或肝性脑病等症状或严重并发症；失代偿期肝硬化患者可以出现食管胃底静脉曲张破裂出血、肝性脑病、腹水等其他严重并发症。

肝脏的代偿能力很强，只要有30%的肝细胞工作，就可以维持人的正常生活。肝硬化早期，肝脏的基本功能尚可以由肝细胞中的"残兵败将"完成，维持白蛋白的正常供应，产生凝血因子，保证肝脏的代谢功能，因此还没有发生腹水、出血、肝性脑病等严重并发症。医学上把这种早期肝硬化称为"代偿期肝硬化"。代偿期肝硬化除慢性肝炎的表现外，可以没有其他特殊症状，常常需要依靠影像学检查或肝脏穿刺组织病理学检查才能被发现。

如果肝硬化继续加重，肝细胞几乎被纤维组织代替，甚至"全军覆灭"，临床上就会出现腹水、出血、肝性脑病或肝衰竭，这就是"失代偿期肝硬化"了。

肝硬化患者随着疾病进展，肝脏"假小叶"形成增多。这些假小叶使肝脏内正常的血管受压，血流受阻，像河道阻塞一样，肝脏门静脉血管内压力增大，"上游"的血管出现"分流"，或形成静脉曲张。食管和胃底的静脉曲张，一旦受到食物摩擦或其他外界因素影响，极易发生破裂出血。痔静脉曲张可引起痔疮出血。

由于肝脏产生白蛋白减少，加之门静脉高压的影响，使腹腔血管内压力增加，血浆渗透压下降，血管里的液体渗出到腹腔，造成腹水。腹水形成后，肠道内的细菌可随着腹水进入腹腔，发生腹腔感染。

肝硬化患者由于肝脏解毒功能减弱，血中的内毒素增多，血氨水平升高。这些有害毒素可损害中枢神经系统，引起肝性脑病（即肝昏迷）。

肝硬化患者的门静脉高压，可使脾脏瘀血而引起脾大。脾脏是白细胞和血小板等血细胞灭活的场所。正常情况下，脾脏会"吃"掉一些衰老和异常的血细胞，维持血细胞的正常代谢。肿大的脾脏会把正常的血细胞也"吃"掉了，造成患者血小板减少、粒细胞减少和贫血。这就是医生们所说的"脾功能亢进"。

一旦发生了脾功能亢进、消化道出血、肝性脑病、腹水等并发症，就提示肝硬化已经到了晚期，肝脏失去了代偿功能，称为"失代偿期肝硬化"（图27左）。

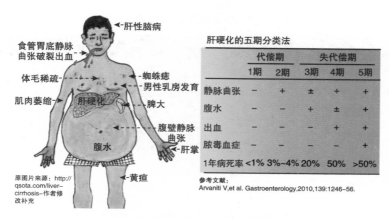

图27　失代偿期肝硬化的临床表现模式图及五期分类法

近年来，一些医生按照肝硬化并发病的发生情况把肝硬化分为五期，见图27右侧"肝硬化的五期分类法"。

《指南》：为了更准确地预测肝硬化患者的疾病进展，判断死亡风险，可按五期分类法评估肝硬化并发症情况。1期：无静脉曲张，无腹水；2期：有静脉曲张，无出血及腹水；3期：有腹水，无出血，伴或不伴静脉曲张；4期：有出血，伴或不伴腹水；5期：脓毒血症。1、2期为代偿期肝硬化，3至5期为失代偿期肝硬化。1、2、3、4和5期1年的病死率分别为<1%、3%~4%、20%、50%和>60%。并发症的出现与肝硬化患者预后和死亡风险密切相关。

为了判断肝脏代偿能力，医生们常按照国外学者提出的Child-Pugh分级方法，把肝脏代偿能力分为A、B、C三级（表3）。例如：一位患者的血清总胆红素是49μmol/L，即2分；人血白蛋白31g/L，即2分；凝血酶原时间比正常值延长了1秒，没有超过3秒，即1分；有少量腹水，即2分，没有肝性脑病，即1分。2分+2分+1分+2分+1分=8分，那么，他的肝脏代偿能力就属于Child-Pugh B级。

表3　Child-Pugh分级法

检查项目	1分	2分	3分
血清胆红素（μmol/L）	<34.2	34.2~51.3	<51.3
人血白蛋白（g/L）	>35	30~35	<30
凝血酶原时间延长（秒）	<3	3~5	>5
腹水	无	少量至中度	明显
脑病	无	轻	中至重度

注：积分5~7分为A级、8~10分为B级；11~15分为C级

63. 什么是慢性乙型肝炎急性发作

《术语》：慢性乙型肝炎急性发作：排除其他肝损伤因素后ALT升高至正常值上限10倍以上。

慢性乙肝病毒感染者ALT突然升高至正常值上限的10倍以上被称为"慢性乙型肝炎急性发作"。

慢性乙型肝炎急性发作可以发生在慢性乙肝病毒感染的任何状态下，但主要发生在免疫耐受期慢性HBV携带者中，也可以发生在肝功能轻度异常的慢性乙型肝炎患者或非活动期HBsAg携带者中。

婴儿期感染乙肝病毒后，常处于免疫耐受状态，表现为乙肝病毒高水平复制而ALT正常。随着年龄的增长，免疫系统的发育日益完善，常常在15～35岁时因机体免疫耐受状态被打破而发生免疫清除反应，导致慢性乙型肝炎急性发作。酗酒、过度疲劳或接受免疫抑制剂治疗等因素可能成为慢性乙型肝炎急性发作的诱因。

接受抗病毒治疗的慢性乙型肝炎患者在突然停药或病毒耐药后，病毒失去药物的抑制，也可能导致慢性乙型肝炎急性发作。

慢性乙型肝炎急性发作是乙型肝炎肝病进展的重要原因之一。研究显示，14%失代偿期肝病患者是因为慢性乙型肝炎急性发作而发生的。

九、治疗目标

64. 乙型肝炎抗病毒治疗的主要目标是什么

《指南》：治疗的目标：最大限度地长期抑制 HBV 复制，减轻肝细胞炎性坏死及肝纤维化，延缓和减少肝功能衰竭、肝硬化失代偿、肝细胞癌及其他并发症的发生，从而改善生活质量和延长存活时间。

乙型肝炎是在全世界广泛流行的一种传染病，但到目前为止，还没有一种药物能够杀死或消灭乙肝病毒，使慢性乙肝病毒感染者痊愈。所以，乙型肝炎抗病毒治疗的主要目标是："最大限度地长期抑制 HBV 复制，减轻肝细胞炎性坏死及肝纤维化，延缓和减少肝功能衰竭、肝硬化失代偿、肝细胞癌及其他并发症的发生，从而改善生活质量和延长存活时间。"

乙型肝炎治疗为什么那么难呢？首先，正如我们前面所说，乙肝病毒侵入肝细胞后，很快在肝细胞内形成了一种完全闭合的环状双股DNA——cccDNA，也就是医生所说的病毒复制"模板"。这种病毒基因一旦形成，就像野草根一样深深地"扎根"在肝细胞的"土壤"里，很难完全清除。科学家们通过数学模式对这种cccDNA的研究发现，至少要使用有效的手段长期抑制它们14年以上，才能使这种cccDNA完全"耗竭"。而这种病毒"耗竭"的时间只是一种推测，很可能需要长期甚至终生抑制。如果中断对它们的抑制，它们很可能重新复活。第二，乙肝病毒很容易发生变异。当病毒变异后，别说一些药物可能对它们失效，就连人体免疫系统也常常不能识别它们，只能任凭它们"藏"在肝细胞内作恶。第三，慢性乙肝病毒感染者绝大多数都是自幼感染，乙肝病毒在人体免疫功能还不能认识它们时"乘虚而入",并和免疫系统"和平共处""互不干涉内政"。免疫系统都"懒"得对乙肝病毒发动"战争",光凭药物的力量根本不行。乙肝病毒就这样长期在人体内"待"了下来。因此,乙型肝炎的治疗需要有"长期作战"的心理准备,坚持持久战,一个目标、一个目标地逐步攻克,才能达到最好的治疗效果。

65. 治疗过程中,如何判定药物的疗效

在慢性乙型肝炎的治疗过程中,医生们常常需要判断药物的疗效。判断抗病毒药物的疗效通常以"应答"来表示。有"应答"就是有疗效,无"应答"就是没有疗效;完全应答就是疗效达到最好的程度,部分应答就是有部分疗效。这些"应答"通常还分为:病毒学应答、生化学应答和组织学应答。

《术语》:生化学应答:治疗过程中,血清 ALT 及肝功能其他指标恢复正常。

组织学应答:肝脏组织炎症坏死降低≥2 分,且无肝纤维化评分的增高;或按 Metavir 评分,肝纤维化评分降低≥1 分。

原发性无应答:核苷(酸)类药物治疗依从性良好的患者,治疗 12 周时 HBV DNA 较基线下降幅度 < $1\log_{10}$IU/ml 或 24 周时 HBV DNA 较基线下降幅度 < $2\log_{10}$IU/ml。

应答不佳或部分病毒学应答:核苷(酸)类药物治疗中依从性良好的患者,治疗 24 周时 HBV DNA 较基线下降幅度 > $2\log_{10}$IU/ml,但仍然可以检测到。

完全病毒学应答:治疗过程中,血清 HBV DNA 低于检测下限。

临床治愈:持续病毒学应答且 HBsAg 阴转或伴有抗—HBs 阳转、ALT 正常、肝组织病变轻微或无病变。

医生们根据以上"应答"状况判定抗病毒药物的疗效，如果在治疗一定时间后应答不佳或无应答，医生们则会建议改变治疗方案；如果达到了临床治愈，则是达到了最满意的疗效，可以停止抗病毒药物的治疗。

66. 如何逐步实现乙型肝炎的治疗目标

乙肝病毒是很难清除的，治疗乙型肝炎就像"爬楼梯"一样，需要一个台阶、一个台阶地攀登，不能期望一步登上顶峰（图28）。

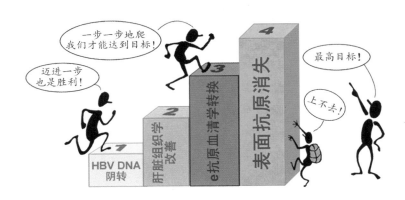

图28　乙型肝炎抗病毒治疗的长期目标

抗病毒治疗的首要目标是最大限度地抑制乙肝病毒复制，达到"病毒学应答"。在病毒受到长期抑制后，肝细胞的炎症坏死才得以逐步恢复，肝纤维化停止并逐渐减轻。这就是抗病毒治疗的第二个目标，即肝脏的"组织学应答"。

肝脏炎症坏死及纤维化好转之后，我们还需要继续努力，保持长期的"病毒学应答"，使扎根在肝细胞内的病毒没有一丝一毫"复辟"或"反扑"的机会，配合机体的免疫系统进一步达到e抗原消失和血清学转换的第三个目标（见第27条：什么是e抗原血清学转换）。

在达到 e 抗原血清学转换后，部分乙肝病毒表面抗原较低的患者体内病毒在持续的药物抑制和免疫系统清除作用下，有可能被"斩草除根"，达到临床治愈的最终目标。

每登上一个台阶，就意味着达到了一个目标，但这并不意味着已经达到终点。2015 年版《乙肝指南》首次提出了 3 个治疗的终点目标。

《指南》：理想的终点：HBeAg 阳性与 HBeAg 阴性患者，停药后获得持久的 HBsAg 消失，可伴或不伴 HBsAg 血清学转换。

满意的终点：HBeAg 阳性患者，停药后获得持续的病毒学应答，ALT 复常，并伴有 HBeAg 血清学转换；HBeAg 阴性患者，停药后获得持续的病毒学应答和 ALT 复常。

基本的终点：如无法获得停药后持续应答，抗病毒治疗期间长期维持病毒学应答（HBV DNA 低于检测下限）。

三个治疗的终点目标中，"理想的终点"和"满意的终点"都属于可以停止抗病毒治疗的患者，而不能达到"理想的终点"和"满意的终点"的患者只能在达到"基本终点"的基础上继续抗病毒治疗，最大限度地长期抑制乙肝病毒复制，阻止肝病进展，以期获得"理想的终点"和"满意的终点"。

近些年来，由于抗病毒药物的应用，确有一些能够坚持治疗的慢性乙型肝炎患者达到了临床治愈的效果。因此，我国 2015 年版《乙肝指南》首次提出：在治疗过程中，对于部分适合的患者尽可能追求慢性乙型肝炎的临床治愈，即停止治疗后持续的病毒学应答、HBsAg 消失并伴有 ALT 复常和肝脏组织学的改善。

《指南》：在治疗过程中，对于部分适合的患者尽可能追求慢性乙型肝炎的临床治愈，即停止治疗后持续的病毒学应答、HBsAg 消失、并伴有 ALT 复常和肝脏组织学的改善。

67. 为什么说"抗病毒治疗是关键"

2005年和2010年版《乙肝指南》都明确提出："慢性乙型肝炎治疗主要包括抗病毒、免疫调节、抗炎和抗氧化、抗纤维化和对症治疗，其中抗病毒治疗是关键，只要有适应证，且条件允许，就应进行规范的抗病毒治。"尽管2015年版《乙肝指南》删除了这句话，但也删除了前两版所提到的免疫调节、抗炎保肝、抗纤维化等治疗措施，仅推荐了抗病毒治疗。这更加说明"抗病毒治疗是关键"，其他仅为辅助性治疗，其实际疗效及作用机制并不明确，可有可无，无关紧要。

许多患者对抗病毒治疗存有误区，认为"一旦开始抗病毒治疗，则不能停药"，而不愿意使用抗病毒药物。但近年来的实践证明，只有控制了病毒，被破坏的肝细胞才得以再生之机，逐渐恢复功能，平复疮痍；只有控制了病毒，免疫系统才能逐渐认清侵入的乙肝之敌，找到作战之机，发挥出制敌之力，最终战胜乙肝病毒。

我国有一项拉米夫定治疗乙型肝炎肝硬化的研究，其中436人服用拉米夫定治疗，215人服用安慰剂治疗。3年后，服用安慰剂治疗的患者21%病情发生进展，因肝衰竭、肝癌、自发性腹膜炎、消化道出血或因肝病死亡；而服用拉米夫定的患者只有9%病情发生进展（图29）。如果治疗期间没有发生拉米夫定耐药，肝病进展的发生率更低，只有5%；即使发生拉米夫定耐药，其肝病进展的发生率（13%）也低于没有抗病毒治疗的安慰剂组患者（图30）。

近年来，随着乙肝抗病毒药物的研究进展，类似的研究越来越多。这些研究结果均证明，持续有效的抗病毒治疗可以阻止慢性乙型肝炎疾病进展，防止肝纤维化、肝硬化、肝细胞癌及其并发症的发生。甚至有一些已经发展到需要进行肝移植的肝病终末期患者，经过抗病毒治疗后，疾病得到明显缓解，有些患者达到可以放弃肝移植手术的良好效果。

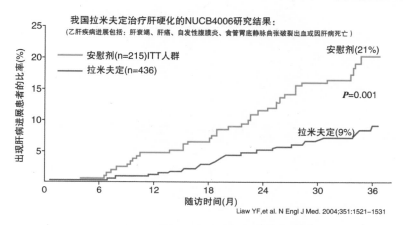

图29　我国拉米夫定治疗肝硬化的研究结果之一

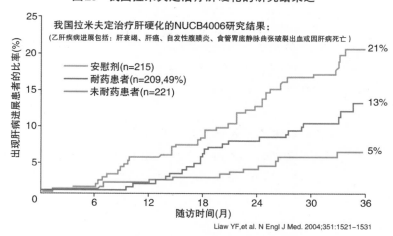

图30　我国拉米夫定治疗肝硬化的研究结果之二

　　近十多年的抗病毒治疗，使慢性乙型肝炎患者中肝硬化的发生率降低了35%，肝癌的发生率降低了41%；而在肝硬化患者中，肝癌的发生率降低了49%；肝病相关的病死率降低了37%。因此，所有符合治疗适应证的慢性乙型肝炎患者都应该首先选择抗病毒治疗，而不是选择等待或其他治疗措施。

十、抗病毒治疗的适应证

68. 乙肝病毒感染者在什么情况下需要治疗

《指南》：抗病毒治疗的适应证主要根据血清HBV DNA水平、血清ALT和肝脏疾病严重程度来决定，同时结合患者年龄、家族史和伴随疾病等因素，综合评估患者疾病进展风险后决定是否启动抗病毒治疗。动态的评估比单次的检测更具有临床意义。对HBeAg阳性患者，发现ALT水平升高后，可以考虑观察3~6个月，如未发现自发性HBeAg血清学转换，且ALT持续升高，再考虑抗病毒治疗。

不是所有的乙肝病毒感染者都需要抗病毒治疗。非活动性HBsAg携带者无须治疗。ALT正常的慢性乙肝病毒感染者在排除肝脏病变和纤维化，确定是免疫耐受期的慢性HBV携带者，同时结合患者年龄、家族史和伴随疾病等因素评估认为肝病进展风险较小者，可以暂缓治疗，定期复查，发现疾病进展后再开始治疗。

《指南》：推荐接受抗病毒治疗的人群需同时满足以下条件：①HBV DNA水平：HBeAg阳性患者，HBV DNA ≥ 20000IU/ml（相当于10^5拷贝/ml）；HBeAg阴性患者，HBV DNA ≥ 2000IU/ml（相当于10^4拷贝/ml）；②ALT水平：一般要求ALT持续升高≥2×ULN；如用干扰素治疗，一般情况下ALT应≤10×ULN，血清总胆红素应<2×ULN。

目前来说，慢性乙型肝炎完全治愈是很困难的。乙肝病毒感染肝细胞后，会在肝细胞内为自己建立一个"复制基地"，把制造病毒基因的"模板"藏在里面，只要有机会，这个基地就会按照准备好的"模板"大量复制病毒，"繁殖"后代。医生们把这种病毒基因的"模板"称为cccDNA。现在的抗病毒药物只能抑制病毒按照"模板"复制后代，而不能作用于乙肝病毒的"复制基地"，破坏病毒基因的"模板"。

在临床实践中医生们发现，ALT水平正常的乙肝病毒携带者抗病毒疗效较差。这是因为多数慢性乙肝病毒感染者是在幼年期感染的。幼年期，机体免疫系统还不能"认识"病毒，所以长期与病毒"和平共处"，成为慢性乙肝病毒携带者。此时应用抗病毒药物向乙肝病毒"出击"时，体内免疫系统的"积极性"没有发动起来，不仅不能控制"敌人"，还容易"暴露"我们的"武器"，使病毒"想"出对付药物的办法，即发生病毒变异，产生耐药，给以后的治疗带来困难。随着年龄增长，一些乙肝病毒感染者的免疫系统"识别"出病毒，有了和乙肝病毒作战的"积极性"，但它们的能力往往不足以清除病毒，却在和病毒"作战"时使自己的肝细胞受到损伤，血清ALT升高，成为慢性肝炎。如果此时使用抗病毒药物，在病毒被抑制的同时，又受到免疫系统的帮助，才有可能达到较好的疗效。因此，乙型肝炎抗病毒治疗的最佳时机是在肝功能异常的情况下，ALT水平大于正常值上限（ULN）2倍以上，且病毒复制活跃的慢性乙型肝炎患者，这也是我们前面提到过的慢性乙肝病毒感染自然史中的第二期或第四期。因此，在一般情况下需要HBV DNA水平和ALT水平两个条件均满足我国《乙肝指南》提出的治疗适应证时再开始治疗。

我国2015年版《乙肝指南》强调："动态的评估比单次的检测更具有临床意义。"因为并非一次肝功能正常即可确定是否为免疫耐受期的慢性HBV携带者。需要动态观察，1年内至少3次ALT正常，每次间隔3个月以上才能确定为ALT正常。也并非1次ALT升高者都需要治疗。有些乙肝病毒感染者出现"慢性乙型肝炎急性发作"（见第63条：什么是慢性乙型肝炎急性发作）后，有可能发生自发性e抗原血清学转换。这类患者可以暂不进行抗病毒治疗，动态观察3~6个月，如3~6个月内未发现自发性HBeAg血清学转换，再考虑抗病毒治疗。

69. 为什么《乙肝指南》强调有明显肝纤维化者应进行抗病毒治疗

《指南》：对持续HBV DNA阳性、达不到上述治疗标准，但有以下情形之一者，疾病进展风险较大，可考虑给予抗病毒治疗：①存在明显的肝脏炎症（2级以上）或纤维化，特别是肝纤维化2级以上。②ALT持续处于1×ULN至2×ULN之间，特别是年龄＞30岁者，建议行肝组织活检或无创性检查，若明显肝脏炎症或纤维化2级以上则给予抗病毒治疗。③ALT持续正常（每3个月检查一次），年龄＞30岁，伴有肝硬化或肝细胞癌家族史，建议行肝组织活检或无创性检查，若明显肝脏炎症或纤维化2级以上则给予抗病毒治疗。④存在肝硬化的客观依据时，无论ALT和HBeAg情况，均建议积极抗病毒治疗。

肝纤维化是发展为肝硬化的基础，没有肝纤维化则不可能发生肝硬化。美国的研究显示，ALT持续正常的慢性乙肝病毒感染者肝组织炎症≥G2者和纤维化≥F2者分别占18%和34%；ALT为1~1.5倍正常值上限者肝组织炎症≥G2和纤维化和≥F2者分别占34%和54%；当ALT＞1.5倍正常值上限时，62%的患者肝组织炎症≥G2，78%纤维化≥F2。我国也有研究显示，ALT＜30U/L、＜40U/L、＜60U/L、＜70U/L、＜80U/L及≥80 U/L时，肝脏炎症≥2级者分别占1.1%、3.0%、7.1%、7.5%、8.6%及42.0%；而肝纤维化分期≥F2者则高达53.3%、55.2%、55.0%、54.8%、53.1%及57.9%。说明肝脏炎症只能代表肝脏穿刺时肝病的活动状况，而肝脏纤维化的发生与长期ALT轻度异常密切相关。因此，对于ALT正常或轻度异常，未达到正常值上限2倍者，应进行肝穿刺活组织病理学检查或非侵袭性肝纤维化评估，有明显肝纤维化（≥F2）的患者应该给予抗病毒治疗，以阻止肝病继续进展和肝硬化的发生。已经发展为肝硬化的患者无论ALT和HBeAg状况如何，只要可以检测出乙肝病毒复制（HBV DNA阳性），都应该给予积极的抗病毒治疗，避免肝病继续发展，导致肝衰竭或失代偿期肝硬化，减少肝细胞癌的发生。

70. 为什么2015年版《乙肝指南》把抗病毒治疗的观察年龄提前至30岁

比较我国2005年、2010年和2015年三版《乙肝指南》我们可以发现：2005年版指南仅提出抗病毒治疗的一般适应证，建议ALT大于2倍正常值上限者给予抗病毒治疗；2010年版《乙肝指南》建议ALT未达到2倍正常值上限者，如果年龄>40岁，应进行严密观察，ALT持续升高或肝组织活检有2级以上的炎症或纤维化者，给予抗病毒治疗；而本版《乙肝指南》把抗病毒治疗的观察年龄提前到30岁，建议ALT正常或轻度异常的患者，特别是年龄>30岁者或有肝硬化和肝癌家族史者，进行肝组织活检或无创性肝纤维化评估，明确肝脏纤维化情况后给予抗病毒治疗。

抗病毒治疗观察年龄提前的原因，一是近年来有了更多的抗病毒药物上市；二是使用抗病毒药物治疗以来积累了更多的抗病毒治疗经验；三是获得了30岁以上人群更多的肝纤维化证据。

在2005年我国第一版《乙肝指南》发布时，只有普通干扰素α、聚乙二醇化干扰素α和拉米夫定3种药物在我国上市，用于治疗慢性乙型肝炎，且均未纳入我国的医疗保险。而干扰素的疗效有限，拉米夫定又很容易发生耐药，因此当时《乙肝指南》的治疗适应证较严格。2010年版《乙肝指南》发布时，我国又有了3种抗乙肝病毒药物（阿德福韦酯、恩替卡韦和替比夫定）上市，且均纳入了我国的医疗保险。更多的药物使医生有了更多的选择，对应病毒耐药，提高抗病毒的疗效；同时也使医生们看到了慢性乙肝病毒感染者抗病毒治疗后获得的明显收益，坚持抗病毒治疗的患者肝硬化、肝细胞癌的发生率明显降低。因此提出了ALT未达到2倍正常值上限者，以>40岁为观察年龄，建议更多的患者实施抗病毒治疗。2014年，高效、低耐药的替诺福韦酯也在我国上市了。通过10多年来的临床实践，医生们也获得了更多的治疗经验，认识到慢性乙型肝炎抗病毒治疗的收益，有些患者经过长期抗病毒治疗后甚至达到了乙肝表面抗原阴转、乙型肝炎临床治愈的大好疗效。另一方面，对于观察年龄的研究也有了许多循证医学的证据。有研究显示，在亚洲HBeAg血清学转换的中位数年龄为35岁，说明免疫清除期多发生在30岁以后。我国的多项研究显示，乙型肝炎肝纤维化程度与年龄有关。昆明医学院第一附属医院的研究显示，慢性HBV携带者炎症分级≥G2级或纤维化分期≥S2者的比例，11~29岁组、30~39岁组和40~60岁组分别为26.5%、39.4%和58.1%，认为对≥30岁慢性HBV携带者应尽早做肝穿刺活组织检查，以明确肝脏炎症和纤维化程度。因此，2015年版《乙肝指南》和世界卫生组织的《乙肝指南》将抗病毒治疗的观察年龄提前到>30岁，但美国的《乙肝指南》的观察年龄仍为>40岁，而亚太地区的《乙肝指南》为>35岁。

71. 为什么在抗病毒治疗前要排除其他影响ALT的因素

《指南》：需要特别提醒的是，在开始治疗前应排除合并其他病原体感染或药物、酒精和免疫等因素所致的ALT升高，尚需注意应用降酶药物后ALT暂时性正常。

乙肝病毒感染者的ALT升高并非都是乙肝病毒干的"坏事"。曾有一位乙肝病毒表面抗原阳性患者因为ALT升高而服用抗病毒药物，治疗了半年也未见好转。医生分析了他治疗前后的实验室检测结果，发现他在治疗前HBV DNA是阴性，根本不是乙型肝炎抗病毒治疗的指征。经过医生仔细询问，发现他正在服用一种治疗关节疼痛的中药，考虑他的肝损害很有可能是中药中毒所致。在医生的指导下，患者停用了中药和抗病毒药物，ALT恢复了正常。从这个例子我们就可以知道，引起ALT升高的原因很多。乙肝病毒感染者可以重叠感染甲型肝炎、丙型肝炎、丁型肝炎和戊型肝炎，还可以因药物、酒精、脂肪肝等其他因素引起肝功能异常。如果不认真寻找"真凶"，而把"罪过"都算在乙肝病毒身上，盲目使用抗病毒药物，不仅不能把病治好，还有可能适得其反，发生药物不良反应或病毒耐药，给治疗带来更多困难。

另外，有些慢性乙型肝炎患者在服用联苯双酯、双环醇等降酶药物后，ALT恢复正常，但停药后就会重新升高。我们不能被这种暂时性ALT正常所蒙蔽，错误地认为自己是慢性乙肝病毒携带者，放弃了抗病毒治疗。在这种情况下，可以停用这些降酶药物观察，如果停药后ALT升高，仍需要进行抗病毒治疗。联苯双酯、双环醇及其类似药物治疗后，有时还会出现ALT正常，AST升高，肝硬化的患者也可能只表现出AST升高。因此，在决定是否进行抗病毒治疗时，不能只看ALT，需要对患者的病史和所有检查进行综合分析和动态监测，并在医生的指导下决定是否进行治疗。

十一、普通干扰素和聚乙二醇化干扰素的治疗

72. 干扰素是如何被发现的

《指南》：我国已批准普通干扰素 α 和聚乙二醇化干扰素 α 用于治疗慢性乙型肝炎。

1957年，科学家发现人体免疫系统中的淋巴细胞在病毒刺激下可以产生一种因子，这种因子给病毒创造了一个不利于复制的环境，从而"干扰"了病毒复制，因此将其命名为"干扰素"。

人们发现，干扰素是一种糖蛋白，它并不直接杀伤或抑制病毒，而是通过加强人体自然杀伤细胞的活性，刺激巨噬细胞产生细胞因子，增强人体细胞免疫功能，杀死病毒；还可以诱导细胞内产生抗病毒蛋白，抑制病毒复制。但为什么每年还有许多人死于病毒性疾病呢？因为有些病毒，如艾滋病病毒、乙肝病毒和丙肝病毒等，可以破坏人体天然干扰素，击毁人体的免疫监视系统。因此，单单指望人体自身产生的天然干扰素，并不能控制有些病毒感染造成的疾病。

尽管人们已经发现了干扰素抗病毒的功效，但在20世纪80年代以前，人们只能从大量人的血液中提取微量干扰素，成本非常高，很少有人将珍稀而昂贵的血源性干扰素应用于临床治疗疾病。1986年，人们采用基因工程的方法，终于实现了干扰素的大批量生产。自1991年起，干扰素开始用于治疗乙型和丙型肝炎，并取得了较好的效果。目前，人类使用干扰素治疗乙型和丙型肝炎已有30余年经验。可以肯定，干扰素是治疗乙型和丙型肝炎有确切疗效的药物。

尽管干扰素在乙型和丙型肝炎的治疗上取得了成功并显示了巨大的潜力，但它还不能发挥其全部作用，这是因为，干扰素在病毒感染的"重灾区（肝脏）"必须保持恒定的浓度，才能确保干扰素有效地干扰和抑制病毒复制。但是人体对干扰素的清除非常迅速，使其不能长期以恒定浓度存留于血液中，难以充分发挥其抗病毒作用。

后来，科学家们想办法给干扰素穿上了一件被称为"聚乙二醇"的"盔甲"（图31），使其分子量增大，不容易被清除，并能在血液和病毒侵犯的"重灾区"——肝脏里保持恒定的浓度。这种干扰素被称为聚乙二醇化干扰素（PEG干扰素），俗称"长效干扰素"。"长效干扰素"为干扰素治疗带来了一个"质"的飞跃，已被批准用于治疗慢性乙型肝炎。

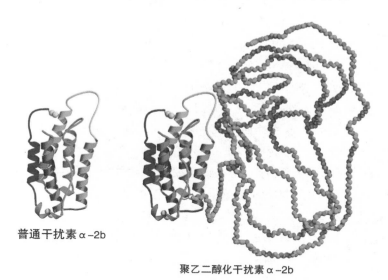

普通干扰素 α–2b

聚乙二醇化干扰素 α–2b

图31　普通干扰素与聚乙二醇化干扰素

73. 不同类型的干扰素各有什么特点

干扰素根据其来源、结构、剂型和组合等，有许多不同的分类方法。

根据干扰素的来源，干扰素可分为天然型干扰素和重组干扰素。两者相比，重组干扰素比天然型干扰素容易诱导机体产生干扰素抗体，导致干扰素的疗效降低。但天然型干扰素来源有限，价格较贵，临床很少应用。

根据干扰素的抗原性和分子结构，干扰素又分为许多亚型，主要有α、β、γ和λ。干扰素α和β又被称为Ⅰ型干扰素，干扰素γ为Ⅱ型，干扰素λ为Ⅲ型。

以往的研究发现，干扰素β进入血液中稳定性差、易被灭活；而干扰素γ疗效不如α和β。近年来的研究发现，在人类造血干细胞上无干扰素λ的受体，不会像其他干扰素那样引起严重的造血系统不良反应，但其治疗乙型和丙型肝炎的效果尚待进一步研究。因此目前临床上用于治疗乙型和丙型肝炎的干扰素主要是干扰素α，包括：干扰素α-2a、干扰素α-1b和干扰素α-2b。这三种干扰素α的效果基本相似，但中国人的白细胞经病毒刺激后诱生的干扰素中最主要亚型是α-1b，其次是干扰素α-2（包括2b、2a）。因此从理论上讲，干扰素α-1b更接近中国人的自然状况，使用干扰素治疗后不良反应较少，且产生干扰素抗体的概率也更小。

为了提高干扰素的疗效，人们还研制出几种干扰素的特殊剂型，如：复合干扰素、聚乙二醇化干扰素、白蛋白干扰素等。

复合干扰素是采用生物工程DNA技术把十多种干扰素α亚型的蛋白质结构中每一位点最常见的氨基酸序列排列成一复合序列而产生，故名复合干扰素。这种干扰素剂型的体外抗病毒活性是普通干扰素的5～10倍。

聚乙二醇化干扰素是将干扰素α与聚乙二醇分子连接起来，使聚乙二醇分子在干扰素分子外面形成一个像"盔甲"一样的分子屏障，降低了干扰素的免疫原性，保护了它进入体内后免受酶的分解，半衰期延长至40～100小时（普通干扰素半衰期仅为4小时），因此可以每周给药1次，故称之为长效干扰素。这种干扰素剂型可保持血液中有较稳定的药物浓度，提高了疗效，同时也减少了患者的注射次数，从而提高了患者治疗的依从性和生活质量。目前上市的长效干扰素有两种剂型：聚乙二醇化干扰素 α-2a（派罗欣）和聚乙二醇化干扰素 α-2b（佩乐能）。这两型干扰素均已被我国批准用于治疗慢性乙型和丙型肝炎。

74. 如何使用干扰素治疗慢性乙型肝炎，其疗效如何

《指南》：普通干扰素 α 和聚乙二醇化干扰素 α 治疗的方案及疗效：普通干扰素 α 治疗慢性乙型肝炎患者具有一定疗效，聚乙二醇化干扰素 α 相较于普通干扰素 α 能取得相对较高的 HBeAg 血清转换率、HBV DNA 抑制及生化学应答率。多项国际多中心随机对照临床试验显示，HBeAg 阳性的慢性乙型肝炎患者，采用聚乙二醇化干扰素 α-2a 180μg／周治疗 48 周，停药随访 24 周时 HBeAg 血清学转换率为 32%～36%，其中基线 ALT 2～5 倍 ULN 患者停药 24 周 HBeAg 血清学转换率为 44.8%，ALT 5～10 倍 ULN 患者为 61.1%；停药 24 周时 HBsAg 转换率为 2.3%～3%。研究显示，对于 HBeAg 阳性的慢性乙型肝炎，应用聚乙二醇化干扰素 α-2b 也可取得类似的 HBV DNA 抑制、HBeAg 血清学转换、HBsAg 清除率，停药 3 年 HBsAg 清除率为 11%。

对 HBeAg 阴性慢性乙型肝炎患者（60% 为亚洲人）用聚乙二醇化干扰素 α-2a 治疗 48 周，停药随访 24 周时 HBV DNA<2000IU/ml 的患者为 43%，停药后随访 48 周时为 42%；HBsAg 消失率在停药随访 24 周时为 3%、停药随访至 3 年时增加至 8.7%，停药 5 年增加至 12%。有研究显示，延长聚乙二醇化干扰素疗程至 2 年可提高治疗应答率，但考虑延长治疗带来的更多不良反应和经济负担，从药物经济学角度考虑，现阶段并不推荐延长治疗。

普通干扰素α的常规治疗剂量为500万单位/次，隔日1次，治疗48周；不能耐受者可减量至300万单位/次，隔日1次，但疗效低于500万单位/次的治疗方案。

聚乙二醇化干扰素α-2a（派罗欣）的常规治疗剂量为180μg，每周1次皮下注射，也可选用135μg的剂量，治疗48周。聚乙二醇化干扰素α-2b（佩乐能），有50μg、80μg、100μg、120μg及150μg共五种规格，可按患者的不同体重选择适合的剂量（1.5μg/kg），一般选用80μg或100μg，每周1次皮下注射，共治疗48周。

聚乙二醇化干扰素α的半衰期长，可以在血液中形成一个稳态的药物浓度，保持对病毒的持久抑制作用，在一定程度上提高了干扰素治疗慢性乙型肝炎的疗效，但它的实质还是干扰素，仅比普通干扰素疗效提高了10%左右。普通干扰素无效的患者换用聚乙二醇化干扰素治疗的失败率也较高，而且现在已经有了5种核苷（酸）类抗乙肝病毒药物。因此不建议普通干扰素治疗失败者换用聚乙二醇化干扰素。

75. 干扰素应如何注射

干扰素需要频繁注射治疗，如果每次都要到医院注射太麻烦了。因此，患者应该学会像注射胰岛素治疗糖尿病一样自己注射治疗。干扰素的注射部位和方法如图32所示。

干扰素注射方法是皮下注射（即皮肤与肌肉之间的皮下组织层），而不是肌内注射。普通干扰素有一个缺点，就是代谢得非常快，吸收后在体内的半衰期仅4个小时，影响了干扰素的疗效。经科学家研究证实，肌肉中的血管丰富，吸收较快，代谢也较快；而皮下组织中血管较少，吸收较慢，代谢速度也较慢，使干扰素在体内的吸收更充分，维持时间更长。因此，干扰素皮下注射的吸收率和利用率都优于肌内注射。

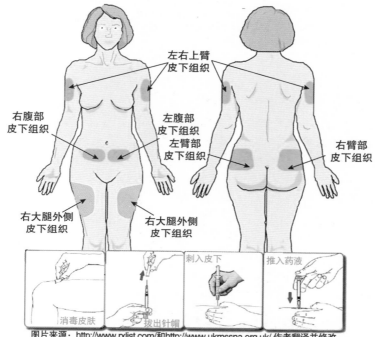

图片来源：http://www.rxlist.com/和http://www.ukmssna.org.uk/ 作者翻译并修改

图32　干扰素的注射方法及注射部位

76. 为什么不推荐干扰素与核苷（酸）类药物联合或序贯治疗

由于干扰素的疗效有限，而核苷（酸）类药物又需要长期治疗，一些医生试图将其与干扰素联合或序贯治疗，希望增加e抗原血清学转换率，达到尽早停药的目的。近年来在临床开展过的干扰素与核苷（酸）类药物联合或序贯治疗方案主要有3种（图33）。

《指南》：聚乙二醇化干扰素与核苷（酸）类药物联合或疗贯治疗：同步聚乙二醇化干扰素α与核苷（酸）类药物的联合治疗方案是否能提高疗效仍不确切。同步联合方案较聚乙二醇化干扰素α单药在治疗结束时HBeAg转换、HBsAg清除、病毒学应答、生物化学应答等方面存在一定优势，但未显著改善停药后的持久应答率。另有研究显示，在聚乙二醇化干扰素α基础上加用恩替卡韦，并未提高HBeAg血清学转换率以及HBsAg清除率。

使用核苷（酸）类药物降低病毒载量后联合或序贯聚乙二醇化干扰素α的方案，较核苷（酸）类药物单药在HBeAg血清学转换及HBsAg下降方面有一定的优势。一项多中心随机开放研究显示，HBeAg阳性慢性乙型肝炎患者使用恩替卡韦单药治疗9~36个月并达到HBV DNA<1000拷贝/ml以及HBeAg<100PEIU/ml的患者，序贯聚乙二醇化干扰素α-2a治疗48周的患者相对较继续使用恩替卡韦单药治疗患者有较高的HBeAg血清学转换率（14.9%比6.1%）和HBsAg清除率（8.5%比0%）；另一项研究显示，HBeAg阳性患者接受核苷（酸）类药物（拉米夫定、恩替卡韦或阿德福韦酯）治疗1~3年后达到HBV DNA<200IU/ml及HBeAg转阴者，再接受聚乙二醇化干扰素α-2a序贯治疗48周的HBsAg清除率及转换率分别为16.2%和12.5%。然而，上述二项研究中序贯使用聚乙二醇化干扰素治疗带来的更多不良反应和更大的经济负担，因此需从药物经济学角度进一步评估。

第一种方案：干扰素与核苷（酸）类药物同时开始联合治疗策略（图33）。可以肯定，这种干扰素与核苷（酸）类药物同时开始联合治疗策略治疗后HBV DNA阴转率明显高于干扰素单药治疗，但这种疗效归功于干扰素还是核苷（酸）类药物，则是一笔糊涂账。如果归功于核苷（酸）类药物，那一年的干扰素很可能是白用，患者白花钱，白遭受干扰素副作用之苦。如果归功于干扰素，那核苷（酸）类药物则白用，虽然核苷（酸）类药物副作用很少，但在干扰素的48周疗程结束后又常常导致患者不敢停用核苷（酸）类药物。有可能联合治疗后HBeAg血清转换率优于干扰素单药治

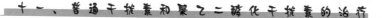

疗，但从目前的几项研究结果来看，联合治疗并未达到增加e抗原血清学转换率，尽早停药的目的。

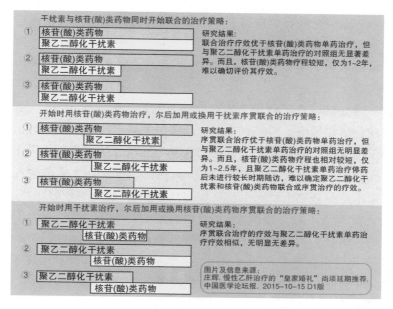

图33　干扰素与核苷（酸）类药物联合或序贯治疗的三类方案及其研究结果

第二种方案：开始时用核苷（酸）类药物治疗，尔后加用或换用干扰素序贯联合治疗策略。由于干扰素对HBV DNA的抑制作用较弱，高病毒复制的患者疗效较差，医生试图使用核苷（酸）类药物将病毒抑制下去，然后序贯干扰素，希望能够通过干扰素对免疫系统的作用，达到早期e抗原血清学转换或更高的HBsAg阴转率，缩短抗病毒治疗的疗程。但是，在2015年版《乙肝指南》中提到的第一项多中心随机开放研究中，序贯聚乙二醇化干扰素治疗的患者中尽管有14.9%的患者发生了e抗原血清学转换，有8.5%的患者乙肝表面抗原消失，但是，我们还要注意：有8.3%的患者因不良反应退出研究，有13.4%的患者因不能耐受不良反应或实验室检查异常而调整药物剂量，有69.1%的患者出现了至少1项不良事件，有10.3%的患者ALT升高到正常值上限的5~10倍，治疗期间保持ALT正常者仅有15.5%。这些不良反应或事件都明显高于继续服用恩替卡韦治疗的患者。在另一项研究中，入组的条件是经过核苷（酸）类药物治疗已经达到完全病毒学应答和e抗原消失良好疗效的患者，在这样的基础上序贯聚乙二醇化干扰素治疗。两项研究均没有对患者进行聚乙二醇化干扰素停药后的随访。因此，2015年版《乙肝指南》对这种治疗方案未给予推荐。

第三种方案：开始时用干扰素治疗，尔后加用或换用核苷（酸）类药物序贯联合治疗策略。但是，我国的几项研究结果均表明，这种治疗方案与单用干扰素治疗的结果相似。采用这类方案治疗的患者，如果干扰素疗效好，则根本没有必要加用核苷（酸）类药物治疗。而大多数患者是在干扰素效果不好的基础上，医生建议加用核苷（酸）类药物联合治疗。那么，既然干扰素效果不好，继续使用不仅增加医疗费用，而且增加了不良反应发生的风险，为什么不停用干扰素呢？而且，干扰素治疗结束后，核苷（酸）类药物肯定还是需要继续使用的。那么，还不如观察到干扰素疗效不佳后停用干扰素，使用核苷（酸）类药物单药治疗，减轻患者的经济负担和不良反应的风险。

意大利米兰大学的兰佩蒂科教授把干扰素和核苷（酸）类药物联合或序贯治疗的方案称为：慢性乙型肝炎治疗的"皇家婚礼"。他说："由于未证实口服核苷（酸）类药物与聚乙二醇化干扰素联合治疗的疗效优于单药治疗，因此目前国际上的指南均未推荐联合治疗……这些干扰素和核苷（酸）类药物联合或序贯治疗的方案需要支付附加值、副作用、费用和监测的开支，这对于一些患者和（或）者一些国家确实费用太高，这些国家未解决的主要紧迫问题是控制病毒复制，而不是发展核苷（酸）类药物治疗新的停药原则。"

我国的庄辉院士也指出："目前对于干扰素和核苷（酸）类药物联合或序贯治疗的疗效是否确实优于单药治疗，尚难定论，仍需作进一步研究……为了增加有限的低HBsAg水平和HBsAg消失率，干扰素和核苷（酸）

类药物联合或序贯治疗，需要付出较大代价，如副作用、增加治疗和监测费用等，是否符合成本效益需进一步研究。"因此，我国2015年版《乙肝指南》未推荐这种高代价的"皇家婚礼"式联合或序贯治疗。

77. 如何在治疗前预测干扰素的疗效

《指南》：治疗前的预测因素：具有以下因素的 HBeAg 阳性慢性乙型肝炎患者接受聚乙二醇化干扰素 α 治疗 HBeAg 血清学转换率更高：① HBV DNA<2×10^8 IU/ml；②高 ALT 水平；③基因型为 A 或 B 型；④基线低 HBsAg 水平；⑤肝组织炎症坏死 G2 以上。HBeAg 阴性慢性乙型肝炎患者尚无有效的治疗前预测病毒学应答的因素。在有抗病毒指征的患者中，相对年轻的患者（包括青少年患者）、希望近年内生育的患者、期望短期完成治疗的患者、初次接受抗病毒治疗的患者，可优先考虑聚乙二醇化干扰素 α 治疗。

许多因素与干扰素对慢性乙型肝炎的疗效有关（表4）。在用干扰素治

表4　治疗前影响干扰素对乙肝疗效的有利因素和不利因素

影响因素	有利于疗效的因素	不利于疗效的因素
性别	女性	男性
感染方式	非母婴传播	母婴传播
肝脏纤维化程度	轻	重
饮酒史	无	有
病程长短	短	长
肝功能指标	ALT异常，但GGT较低	ALT正常，但GGT较高
肝组织炎症坏死程度	≥2级	<2级
病毒水平（HBV DNA）	<2×10^8IU/ml	>2×10^8IU/ml
病毒基因型	A型、B型	C型
HBsAg水平	< 10 000 IU/ml	> 10 000 IU/ml
IL28B基因多态性	CC型	CT型和TT型

疗前，可以看一看这张表，估计一下自己有利于疗效的因素多，还是不利于疗效的因素多，但这些因素并非是绝对的。因此，2015年版《乙肝指南》指出：在有抗病毒指征的患者中，相对年轻的患者（包括青少年患者）、希望近年内生育的患者、期望短期完成治疗的患者、初次接受抗病毒治疗的患者，可优先考虑聚乙二醇化干扰素α治疗。

78. 如何在治疗期间预测干扰素的疗效

《指南》：治疗过程中的预测因素：HBeAg 阳性慢性乙型肝炎患者治疗 24 周 HBsAg 和 HBV DNA 的定量水平是治疗应答的预测因素。接受聚乙二醇化干扰素α治疗，如果 24 周 HBsAg<1500IU/ml，继续单药治疗至 48 周可获得较高的 HBeAg 血清学转换率。若经过 24 周治疗 HBsAg 定量仍大于 20000IU/ml，建议停止聚乙二醇化干扰素α治疗，改用核苷（酸）类药物治疗。

HBeAg 阴性慢性乙型肝炎患者治疗过程中 HBsAg 的下降、HBV DNA 水平是停药后持续病毒学应答的预测因素。如果经过 12 周治疗后 HBsAg 未下降且 HBV DNA 较基线下降 $<2\log_{10}$IU/ml，应考虑停止聚乙二醇化干扰素α治疗，改用核苷（酸）类药物治疗。

普通干扰素或聚乙二醇化干扰素不仅疗效有限，大约2/3的患者疗效欠佳，而且有较多的不良反应。另外，聚乙二醇化干扰素的价格也较贵。对于疗效欠佳的患者，如果能够早期预测，可以指导患者及时改变治疗方案，使患者更早获得有效治疗，减少不良反应的发生风险和医疗费用。

在治疗期间观察HBsAg和HBV DNA下降的情况可以预测干扰素的疗效。根据以往文献的报道，对于基因A型和D型的乙肝病毒感染者，若经过12周聚乙二醇化干扰素治疗未发生HBsAg定量的下降，建议停止治疗。对于基因B型和C型的乙肝病毒感染者，若经过12周聚乙二醇化干扰素治疗，HBsAg定量仍大于20 000IU/ml，建议停止治疗。无论哪种基因型，若经过24周治疗HBsAg定量仍大于20 000IU/ml，则建议停止聚乙二醇化干扰素治疗。对于HBeAg阴性慢性乙型肝炎患者，如果12周治疗后HBsAg未下降且HBV DNA较基线下降<2$\log_{10}$IU/ml，应考虑停止聚乙二醇化干扰素治疗。法国医生瓦利特·皮卡德（Vallet-Pichard）在2014年总结了以往文献，提出了干扰素治疗期间预测和早期停药的原则：12周时HBV DNA及HBsAg下降是持续病毒应答的最佳早期预测指标。对于e抗原阳性患者，干扰素治疗12周，HBV DNA下降至20 000IU/ml以下，HBsAg水平<1500IU/ml，e抗原血清学转换率较高；然而，HBsAg水平在20 000IU/ml以上或HBsAg水平未下降者，发生e抗原血清学转换的可能性极低，应该考虑早期停药。对于e抗原阴性患者，干扰素治疗12周时HBV DNA下降至20 000 IU/ml以下，治疗12周和24周时HBsAg下降>10%的患者在治疗结束后持续病毒学应答率较高；而治疗12周时HBV DNA下降<2$\log_{10}$IU/ml和HBsAg无明显下降者，治疗结束后的病毒学应答率较低，应该考虑早期停药（表5）。

表5 干扰素疗效预测及治疗决策

		HBV DNA	HBsAg	疗效预测及决策
0周	干扰素治疗选择	<2×10⁸IU/ml	<10 000IU/ml	😄
		>2×10⁸IU/ml	>10 000IU/ml	☹ ❓
12周或24周	监测HBsAg和HBV DNA	**HBeAg阳性**		
		<2×10⁴IU/ml	<1500IU/ml	😊
	预测疗效决定是否继续治疗		>20 000IU/ml或未下降	☹ 停止治疗
		HBeAg阴性		
		<2×10⁴IU/ml	下降>10%	😊
		下降<2$\log_{10}$IU/ml	无明显下降	☹ 停止治疗

我国专家根据国外学者的经验，首次把干扰素治疗期间的预测和疗效欠佳患者早期停药写入2015年版《乙肝指南》。

79. 干扰素有哪些常见的不良反应，如何对待干扰素的不良反应

《指南》：干扰素α的不良反应及其处理：①流感样症候群：表现为发热、头痛、肌痛和乏力等，可在睡前注射干扰素α，或在注射的同时服用解热镇痛药。②一过性外周血细胞减少：如中性粒细胞绝对计数≤$0.75×10^9$/L和（或）血小板<$50×10^9$/L，应降低干扰素α剂量；1~2周后复查，如恢复，则逐渐增加至原量。中性粒细胞绝对计数≤$0.5×10^9$/L和（或）血小板<$25×10^9$/L，则应暂停使用干扰素α。对中性粒细胞明显降低者，可试用粒细胞集落刺激因子（G—CSF）或粒细胞巨噬细胞集落刺激因子（GM—CSF）治疗。③精神异常：可表现为抑郁、妄想和重度焦虑等精神病症状。对症状严重者，应及时停用干扰素α，必要时会同精神心理方面的专科医师进一步诊治。④自身免疫现象：一些患者可出现自身抗体，仅少部分患者出现甲状腺疾病、糖尿病、血小板减少、银屑病、白斑、类风湿关节炎和系统性红斑狼疮样综合征等，应请相关科室医师会诊共同诊治，严重者应停药。⑤其他少见的不良反应：包括肾脏损害、心血管并发症、视网膜病变、听力下降和间质性肺炎等，应停止干扰素α治疗。

尽管干扰素能有效地治疗慢性乙型肝炎，但其不良反应相当明显，几乎所有患者或多或少会出现不良反应，大约8%~14%的患者因不良反应而中断治疗。

干扰素的常见不良反应包括：流感样症候群、骨髓抑制、失眠、抑郁、食欲减退、体重减轻、腹泻、皮疹、脱发和注射部位无菌性炎症等。

干扰素的少见不良反应包括：精神异常、肾脏损害（间质性肾炎、肾

病综合征和急性肾衰竭等）、感觉或运动神经病、肠病、肌无力、心血管并发症（心律失常、缺血性心脏病和心肌病等）、视网膜病变、听力下降、间质性肺炎和肝病加重等。发生上述反应后应该停止治疗。

干扰素可诱导自身抗体产生，包括：抗甲状腺抗体、抗核抗体和抗胰岛素抗体。多数情况下无明显临床症状，部分患者可出现甲状腺疾病（甲状腺功能减退或亢进）、糖尿病、血小板减少、自身免疫性肝病、溶血性贫血、银屑病、白斑、类风湿性关节炎和系统性红斑狼疮样综合征等，严重者则需要中断治疗。

干扰素的各种不良反应在治疗过程中出现时间和表现强度是不同的（图34）。流感样症候群随着治疗时间的延长而减轻，疲劳、抑郁、焦虑等症状随着治疗时间的延长而加重；中性粒细胞减少和脱发在治疗数天或数周后出现，表现强度基本不变；血小板减少的出现常晚于中性粒细胞减少。

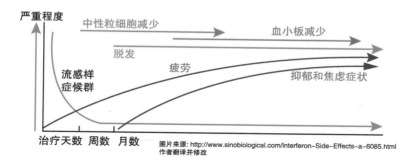

图片来源：http://www.sinobiological.com/Interferon-Side-Effects-a-6085.html
作者翻译并修改

图34 干扰素不良反应的发生时间与强度变化

不同类型的干扰素制剂不良反应发生率相似，有些制剂不良反应略有差别。例如：聚乙二醇化干扰素α-2b注射液（佩乐能）注射后发热较聚乙二醇化干扰素α-2a注射液（派罗欣）常见，但由于其血浆半衰期比派罗欣稍短，故对骨髓系统的抑制较派罗欣轻，白细胞下降发生率低于派罗欣；普通干扰素对中性粒细胞的抑制作用较聚乙二醇化干扰素稍轻。

不同的治疗人群也可影响干扰素治疗的不良反应及耐受性。年轻患者使用干扰素治疗的不良反应较轻，且容易耐受；而老年人和肝硬化患者不良反应较严重，且耐受性较差。年龄≥65岁以上者和并发糖尿病的患者，因不良反应而中断治疗的比率明显高于年龄<65岁和无糖尿病的患者。

为了预防干扰素相关不良反应，在干扰素治疗前应检测：①生化学指标：包括ALT、AST、胆红素、白蛋白、血糖及肾功能；②血常规；③其他：甲状腺功能和自身抗体，排除甲状腺疾病和自身免疫性疾病；④特殊人群：对于中年以上患者应做心电图检查、测量血压，对育龄女性在治疗前应进行尿人绒毛膜促性腺激素（HCG）检测以排除妊娠。医生需要根据治疗前检查和以往病史决定患者能否使用普通干扰素或聚乙二醇化干扰素治疗。

干扰素治疗期间也应对这些不良反应实施监测，发现不良反应及时处理，以免造成严重后果。干扰素治疗过程中的监测：①在治疗的第1个月，应每周检查1次血常规和肝功能，以后每月检查1次，直至治疗结束。②肾功能、血糖及甲状腺功能应每12周检测1次。如治疗前就已存在甲状腺功能异常或糖尿病，最好先用药物使疾病得到控制，然后再开始干扰素治疗，并在治疗期间严密监测。③自身抗体应在治疗前和治疗中每24周检测一次，若可疑发生自身免疫性疾病应随时复查。④应定期评估精神状态，尤其是对出现明显抑郁症和有自杀倾向的患者，应立即停药并密切监护。如果疗效差或有严重的、不能耐受的不良反应都应该停药观察，或更换其他抗病毒药物治疗。如果治疗过程中出现不好解释的其他症状或其他异常反应，应及时咨询医生，随时根据情况调整检测时间或增加检测项目，以免发生严重不良反应。

80. 哪些患者不宜使用干扰素治疗

由于干扰素有许多不良反应，有些患者不宜使用干扰素治疗。因此，在开始治疗前，应该把自己以前所患有过的疾病如实告诉医生，有干扰素治疗禁忌证的患者不要选择干扰素治疗。

《指南》：干扰素α治疗的绝对禁忌证包括：妊娠或短期内有妊娠计划、精神病史（具有精神分裂症或严重抑郁症等病史）、未能控制的癫痫、失代偿期肝硬化、未控制的自身免疫性疾病、伴有严重感染、视网膜疾病、心力衰竭、慢性阻塞性肺病等基础疾病。

干扰素α治疗的相对禁忌证包括：甲状腺疾病，既往抑郁症史、未控制的糖尿病和高血压、治疗前中性粒细胞计数 $<1.5 \times 10^9$/L 和（或）血小板计数 $<90 \times 10^9$/L。

乙肝病毒感染的妇女在妊娠期间不要使用干扰素治疗。在干扰素治疗期间意外妊娠者立即停止干扰素治疗或换用其他妊娠期间比较安全的药物治疗（见第119条：干扰素治疗期间意外怀孕是否一定要终止妊娠）。干扰素对精神系统有影响，可诱发抑郁症、精神异常和癫痫发作，有精神病史和癫痫病史的患者不要选择干扰素治疗。同样，干扰素可能引起骨髓抑制（白细胞和血小板减少）、甲状腺疾病、自身免疫性疾病、糖尿病和心血管损害，原有这些疾病的患者使用干扰素后很可能使疾病加重。对于不适合使用干扰素治疗的患者，可以选择其他药物治疗，完全没有必要冒着诱发或加重其他疾病的风险选择干扰素治疗。

十二、核苷（酸）类药物的治疗和监测

81. 抗乙肝病毒的核苷（酸）类药物是如何发现和发展的

1978年，美国科学家发现一种核苷类药物——阿糖腺苷有抑制乙肝病毒复制的作用。但是，经过临床实践，无论是阿糖腺苷，还是随后研究出的单磷酸阿糖腺苷，对乙肝病毒仅有抑制作用，停药后，病毒立即重新活动起来。更糟糕的是，这两种药物都是注射制剂，而且副作用很大，患者根本无法耐受其不良反应和长期用药。

1995年，人们终于发现一种新的核苷类药物——拉米夫定，并在全世界范围内对它进行了长达5年的临床研究。人们发现，拉米夫定抗病毒作用强而迅速，对艾滋病病毒、乙肝病毒、疱疹病毒等均有明显抑制作用，而且不良反应少，可以口服，使用方便，化学结构简单，能够人工合成。因此，很快成为治疗慢性乙型肝炎的热门药物。

尽管拉米夫定用于治疗慢性乙型肝炎后，疗效显赫，但新的问题又很快出现了。当人们使用拉米夫定治疗1年以后，一些患者出现了耐药，病情复发。医生在查找其原因后发现，患者体内"野生"的乙肝病毒在拉米夫定攻击的DNA聚合酶部位出现了一些小小的变异，这种变异使病毒获得了抵抗拉米夫定的能力，发生耐药。于是，人们加紧研究新的核苷类药物。在科学家们的努力下，目前已经研究出包括拉米夫定在内的5种抗乙肝病毒核苷（酸）类药物（表6）。其中拉米夫定、替比夫定和恩替卡韦属于核苷类药物，阿德福韦酯和替诺福韦酯属于核苷酸类药物，所以将它们统称为"核苷（酸）类"药物。这些药物的上市大大改善了慢性乙型肝炎患者的预后，也在一定程度上解决了长期治疗期间乙肝病毒的耐药问题，但是，这些药物都只有抑制乙肝病毒复制的作用，并不能彻底清除乙肝病毒，需要长期治疗。

表6　5种抗乙肝病毒的核苷（酸）类药物及在国外获批和我国上市的情况

通用名	原研商品名	分类	国外获批年份	我国上市年份
拉米夫定	贺普丁	核苷类	1998	1999
阿德福韦酯	贺维力	核苷酸类	2002	2005
恩替卡韦	博路定	核苷类	2005	2005
替比夫定	素比伏	核苷类	2006	2007
替诺福韦酯	韦瑞德	核苷酸类	2008	2014

82. 恩替卡韦对慢性乙型肝炎的疗效如何

《指南》：恩替卡韦：Ⅲ期临床试验恩替卡韦治疗48周时，HBeAg阳性慢性乙型肝炎患者中，HBV DNA低于检测下限（<300拷贝/ml）比率为67%、HBeAg血清学转换率为21%、ALT复常率为68%、肝组织学改善率为72%。在HBeAg阴性慢性乙型肝炎患者中，HBV DNA低于检测下限（<300拷贝/ml）比率为90%、ALT复常率为78%、肝组织学改善率为70%。

恩替卡韦治疗5年的随访研究表明，HBeAg阳性慢性乙型肝炎患者HBV DNA低于检测下限（<300拷贝/ml）比率为94%，ALT复常率为80%。在核苷（酸）类药物初治慢性乙型肝炎患者中（HBeAg阳性或阴性），恩替卡韦治疗5年的累积基因型耐药发生率为1.2%，然而，在已发生拉米夫定耐药的患者中，恩替卡韦治疗5年的累积基因型耐药发生率升高至51%。应用恩替卡韦治疗5年的肝脏组织学研究显示，88%（55/57）获得肝纤维化改善，40%（4/10）肝硬化逆转。严重肝病患者有发生乳酸酸中毒的报告，应引起关注。

恩替卡韦是环戊酰鸟苷类似物，是继拉米夫定和阿德福韦酯之后第3个获批用于治疗慢性乙型肝炎的核苷（酸）类药物。人们在开始研究它时，是为了治疗疱疹病毒感染的。结果发现，它对疱疹病毒只有中度的抑制作用，而对乙肝病毒的抑制作用非常强大，"歪打正着"地发现了这种专门抑制乙肝病毒的新药。

在上市前的临床研究中，医生们对恩替卡韦和拉米夫定的疗效进行比较，发现恩替卡韦对乙肝病毒的抑制作用比拉米夫定还要强而迅速，67%e抗原阳性患者和90%e抗原阴性患者在治疗48周时血清HBV DNA水平都下降到300拷贝/ml以下，其疗效比拉米夫定高出大约30%。恩替卡韦不仅抗病毒作用强，而且耐药率低，只有乙肝病毒在拉米夫定耐药的基础上再出现另外两个位点变异时才会耐药。对于以前没有用过核苷（酸）类药物抗病毒治疗的患者，恩替卡韦0.5mg（1片）每日1次治疗两年的病毒耐药率不到1%，3年的耐药率仅1.7%。由于恩替卡韦的强大抗病毒作用和较低的耐药性，医生们称其为"高效、低耐药"的抗病毒药物，在2015年版《乙肝指南》中被推荐为治疗的首选药物。

16岁以上成人，以前没有用过核苷（酸）类药物治疗的初治患者，恩替卡韦的剂量是0.5mg（1片）口服，每日1次；对拉米夫定耐药的患者，需要增加1倍的剂量，每次1mg（2片）口服，每日1次。这是因为恩替卡韦与拉米夫定在抑制乙肝病毒时有部分相同的作用位点，对拉米夫定耐药的乙肝病毒抑制作用减弱，需要加大1倍的剂量。尽管如此，仍比初治患者容易发生耐药，治疗第5年的耐药率可达51%，使其疗效明显降低。

恩替卡韦与食物一起吃，会影响药物的吸收，使血液中药物浓度明显降低，所以需要空腹服用（餐前或餐后至少2小时）。恩替卡韦与阿德福韦和替诺福韦无相互作用，可以一起服用。目前还没有发现不能与恩替卡韦一起服用的药物，因此，在服用恩替卡韦治疗期间若发生其他疾病无须中断治疗。

83. 长期服用恩替卡韦安全吗，会引起乳酸酸中毒或肿瘤吗

2009年，一位德国医生用恩替卡韦治疗16例乙型肝炎相关性肝硬化患者，发现其中5例患者发生乳酸酸中毒，他怀疑患者的乳酸酸中毒与恩替卡韦有关。但是，这5例患者都属于已经发展到肝病终末期的肝功能衰竭患者，这类患者本身就有乳酸酸中毒发生的风险，恩替卡韦是否与这些患者的乳酸酸中毒有关尚不能肯定。为了安全，我国2015年版《乙肝指南》仍提醒医生在严重肝病患者使用恩替卡韦治疗时，应注意监测乳酸，以防发生乳酸酸中毒。

在恩替卡韦说明书中提到，大剂量恩替卡韦的动物试验中发现肿瘤发生率增加。因此，有人担心长期服用恩替卡韦会不会导致肿瘤。

恩替卡韦获批上市用于治疗慢性乙型肝炎已经10年了。在临床上，医生们没有发现服用恩替卡韦治疗的患者肿瘤发生率增加。相反，目前已经有许多试验表明恩替卡韦可以明显降低肝癌的发生率。在日本的一项研究中，316例未经治疗的乙型肝炎患者和316例恩替卡韦治疗的患者比较后发现，7年后肝癌的发生率分别是13.7%和3.7%，而其中的肝硬化患者肝癌发生情况表明，未治疗的患者、拉米夫定治疗的患者和恩替卡韦治疗的患者肝癌的发生率分别为38.9%、22.2%和7%。中国台湾的一项研究表明，未治疗的肝硬化患者平均每年肝癌的发生率为5.7%，72个月后48%的患者癌变；而用恩替卡韦治疗的患者每年癌变率为2.3%，72个月后肝癌的发生率为12%。中国台湾的一项多中心研究表明，2006~2013年的666例服用恩替卡韦治疗的肝硬化患者3年后有16例（2.4%）发生肝癌，而1985~1995年未抗病毒且病情相似的621例肝硬化患者3年中就有141例（22.7%）发生肝癌。

在恩替卡韦上市后，美国食品药品管理局对其致癌性进行了专门的临床观察。2006年在全球发起了一项代号为"080"的大规模多中心临

床试验，包括我国在内的许多国家上万名患者参加，对比恩替卡韦和其他核苷（酸）类药物治疗慢性乙型肝炎的疗效和肿瘤的发生率。目前这项试验已经进行了8年。研究结果显示，长期服用恩替卡韦治疗不仅疗效优于服用拉米夫定、阿德福韦酯或替比夫定的患者，而且非常安全；与其他药物相比，没有增加肝脏或其他部位肿瘤发生的风险。因此，目前的研究和临床数据均表明，长期服用恩替卡韦治疗慢性乙型肝炎是很安全的。

84. 替诺福韦酯对慢性乙型肝炎的疗效如何

《指南》：替诺福韦酯：Ⅲ期临床试验表明，替诺福韦酯治疗48周时HBeAg阳性慢性乙型肝炎患者中HBV DNA低于检测下限（＜400拷贝/ml）比率为76%、HBeAg血清学转换率为21%、ALT复常率为68%。在HBeAg阴性慢性乙型肝炎患者中HBV DNA低于检测下限（＜400拷贝/ml）比率为93%、ALT复常率为76%。

替诺福韦酯治疗5年的组织学改善率为87%，纤维化逆转率为51%；在治疗前被诊断为肝硬化的患者中（Ishak评分为5或6），经5年治疗后，74%患者的Ishak评分下降至少1分。

经过8年替诺福韦酯治疗，HBeAg阳性患者的HBV DNA低于检测下限（＜400拷贝/ml）比率为98%，HBeAg血清学转换率为31%，HBsAg消失率为13%。HBeAg阴性患者的HBV DNA低于检测下限（＜400拷贝/ml）比率为99.6%。未检测到替诺福韦酯相关耐药。在长期治疗过程中，2.2%的患者发生血肌酐升高≥0.5mg/dl，1%的患者发生肌酐清除率低于50ml/min，长期用药的患者应警惕肾功能不全和低磷性骨病的发生。

替诺福韦酯是5种核苷（酸）类药物中最后一个上市的药物，它的化学结构与阿德福韦酯相似，因此是阿德福韦酯的"弟弟"，但这个"弟弟"

可比"哥哥"强多了。它的抗病毒作用最强，而且在临床试验中治疗8年未检测到相关的耐药病毒，对拉米夫定耐药或其他抗病毒药物治疗效果欠佳的患者都有效。因此也被称为"高效、低耐药"的抗病毒药物，在2015年版《乙肝指南》中被排列到"哥哥"们的前面推荐，不仅像恩替卡韦一样被推荐为治疗的首选药物，而且无论是拉米夫定耐药、阿德福韦耐药、恩替卡韦耐药，还是阿德福韦应答不佳、拉米夫定和阿德福韦联合耐药的患者都可以换用替诺福韦酯治疗。

> 《指南》：替诺福韦酯治疗核苷（酸）类药物经治患者48周至168周的研究显示，无论是拉米夫定耐药、阿德福韦耐药、恩替卡韦耐药，还是阿德福韦应答不佳、拉米夫定和阿德福韦联合耐药等情况，替诺福韦酯都表现出较高的病毒学应答，且耐受性良好。

万事没有十全十美，替诺福韦酯与阿德福韦酯有相同的缺点，就是有潜在的肾毒性。好在其肾毒性并不严重，对大多患者来说仍是比较安全的。不过患者在治疗期间，还是应该经常监测血磷和血清肌酐，以防肾毒性的发生（见第88条：阿德福韦酯和替诺福韦酯为什么会引起肾脏和骨骼的损伤）。

成人服用替诺福韦酯的剂量为300mg，每日1次。在进食高脂肪餐后服用替诺福韦酯可增加药物的生物利用度，提高血药浓度。但普通饮食后服药与空腹服药比较，药物的吸收和利用无明显差异。因此，一般情况下患者可以不考虑饮食对药物的影响，空腹或餐后服药都可以。疗效差的患者可以在高脂肪餐后服药，提高药物的生物利用度和血药浓度。

替诺福韦酯与部分治疗艾滋病的药物（如去羟肌苷）和治疗丙型肝炎的药物（如被称为"吉二代"的Harvoni）有相互作用。如果需要同时治疗，应该在医生的指导下选择其他合适的治疗方案或调整药物剂量。

85. 替比夫定对慢性乙型肝炎的疗效如何

《指南》：替比夫定：国内III期临床试验的52周结果，以及全球多中心研究104周结果均表明，替比夫定抗病毒活性优于拉米夫定，且耐药发生率低于拉米夫定，但总体耐药率仍然偏高。基线HBV DNA<10^9拷贝/ml及ALT≥2×ULN的HBeAg阳性患者，或HBV DNA<10^7拷贝/ml的HBeAg阴性患者，经替比夫定治疗24周时如达到HBV DNA<300拷贝/ml，治疗到1年、2年时有更好的疗效和较低的耐药发生率。

替比夫定是2006年被批准用于治疗慢性乙型肝炎的第4种核苷（酸）类药物。它是拉米夫定的"弟弟"，但它的抗病毒作用比它"大哥"强，大约60%～70%的患者在治疗第1年血中HBV DNA下降至检测不到水平。耐药率也比拉米夫定稍低一些。第1年的病毒耐药率为3%～5%，第2年为21%～25%；而拉米夫定第1年和第2年的病毒耐药率分别为11%～24%和30%～40%。需要注意的是：替比夫定与拉米夫定有交叉耐药性，对拉米夫定耐药的患者不要选择替比夫定治疗；替比夫定耐药后也不要选择拉米夫定治疗，但可以加用阿德福韦酯联合治疗或换用替诺福韦酯单药治疗。科学家在研究替比夫定相关病毒耐药时发现，80%的耐药患者在治疗24周时HBV DNA>10^3拷贝/ml；而治疗24周时HBV DNA检测不到的患者中仅有2%～4%的患者发生耐药。说明能够获得早期疗效的患者很少发生耐药。

成人替比夫定的剂量为每次600mg，每日1次口服。替比夫定的吸收和利用不受饮食影响。因此，患者空腹或餐后服药都可以。替比夫定与阿德福韦酯一起服用无相互作用，两药可以联合治疗。但是，替比夫定与干扰素联合应用，可增加周围神经病发生的风险，需要使用干扰素治疗的患者则不能与替比夫定联合治疗。

86. 替比夫定有什么副作用，如何预防

《指南》：替比夫定的总体不良事件发生率和拉米夫定相似，但治疗52周和104周时发生3~4级肌酸激酶（CK）升高者分别为7.5%和12.9%，而拉米夫定组分别为3.1%和4.1%。有个案发生肌炎、横纹肌溶解和乳酸酸中毒等的报告，应引起关注。本品与干扰素α类合用时可致末梢神经病，应列为禁忌。

替比夫定有潜在的神经和肌肉毒性，在少数情况下可能引起肌病或周围神经病。肌病的表现主要是肌肉疼痛、无力，CK升高至正常上限的5~10倍，甚至更高，同时伴有肌红蛋白和乳酸水平升高。

肌酸激酶（CK）是一种主要存在于心肌和骨骼肌中的酶类蛋白质，在细胞的能量供应中发挥重要作用。剧烈运动后或肌肉出现损伤时，肌细胞中的肌酸激酶释放入血，血清中CK就会明显升高。

替比夫定治疗1年和2年后，有7.5%和12.9%的患者CK升高到正常值上限7倍以上。尽管大多数患者的CK升高是一过性的，而且没有任何症状，不用停止治疗，但仍有0.3%~0.88%的患者发生肌病。在替比夫定治疗4年的研究中，观察到少数患者发生轻症肌病：大约有3.1%的患者出现肌肉疼痛或无力的症状，0.9%的患者得了肌炎，由于临床研究中医生监测和处理都比较及时，没有导致严重肌病——横纹肌溶解的发生。但上市后，由于该药在我国的广泛应用，与该药有关的肌病发生有所增加，甚至有导致横纹肌溶解和乳酸性酸中毒的严重病例发生。肌病的诊断不仅只有CK，还要进行肌红蛋白、乳酸、肌电图或肌肉病理活检等检查后才能确诊。

周围神经病也称为末梢神经病，属于替比夫定治疗过程中比较罕见的不良反应，在上市前的临床试验中几乎没有被医生注意到。但是，2007年的一项替比夫定与聚乙二醇化干扰素α-2a联合治疗的临床对照试验中，医

生们发现，替比夫定和干扰素联合治疗的患者中，16.7%发生周围神经病。这才注意到替比夫定的这一不良反应。于是，医生们对以往试验的病例进行追查，发现单用替比夫定，周围神经病是很罕见的，2年中的发生率大约为0.3%。

周围神经病的主要临床表现为：①感觉障碍：初期常以指（或趾）端烧灼、疼痛、发麻等感觉异常或感觉过敏等刺激症状为著，逐渐出现感觉减退乃至消失；感觉障碍的分布呈手套或袜套式，少数患者可有深感觉障碍，腓肠肌等处常有压痛。②运动障碍：表现为肌力减退、肌张力低下、腱反射减弱或消失，久病后可有肌萎缩。③自主神经功能障碍：肢端皮肤发凉、苍白、潮红或轻度发绀，少汗或多汗，皮肤变薄变嫩或粗糙，指（趾）甲失去正常光泽、角化增强等。周围神经病的诊断依赖于临床症状与体征、肌电图检查或神经传导速度检测。

在替比夫定治疗过程中要警惕肌病和周围神经病的发生，定期监测CK和肌红蛋白，不要把替比夫定与干扰素联合使用，也不要与其他具有肌肉毒性和神经损害的药物（如：他汀类降脂药、异烟肼、去羟肌苷、呋喃唑酮、阿糖胞苷等）联合应用。如果CK升高不到正常值上限的5倍，不用停药，只需注意休息，定期复查。如果血清CK水平上升到正常值上限的5倍以上应加强监测，并注意是否有肌肉症状。若CK升高至正常值上限5倍以上并同时伴有肌痛者，或没有肌肉症状但CK持续升高至正常值上限5倍以上3个月不能恢复或进行性升高者，应停用替比夫定，改用或暂时换用其他有效的抗病毒药物治疗。一旦发生可疑肌病或周围神经病应立即停用替比夫定，改用其他有效的抗病毒药物继续治疗，并到神经-肌肉专科门诊对肌病或周围神经病进行诊治。

87. 阿德福韦酯对慢性乙型肝炎的疗效如何

阿德福韦是一种具有抗病毒活性的腺嘌呤核苷酸类似物，它可以终止病毒DNA链合成，从而起到抑制病毒复制的作用，对乙肝病毒、艾滋病病毒和疱疹病毒都有效。但是，阿德福韦只能静脉应用，口服很难吸收，像乙型肝炎和艾滋病这样需要长期治疗的慢性病毒感染者不可能天天接受静脉注射。为了解决阿德福韦在肠道吸收的问题，科学家把阿德福韦进行了"酯化"处理，制作成一种口服容易吸收的亲脂性前体药物——阿德福韦酯，于2002年被批准用于治疗慢性乙型肝炎。阿德福韦酯口服后在体内迅速转化为阿德福韦，并起到抗病毒作用。患者服用的是阿德福韦酯，而真正起到抗病毒作用的是在体内转化成的阿德福韦。因此，阿德福韦酯常被医生们简称为阿德福韦。

《指南》：阿德福韦酯：国内外随机双盲临床试验表明，HBeAg 阳性慢性乙型肝炎患者口服阿德福韦酯可明显抑制 HBV DNA 复制、促进 ALT 复常、改善肝组织炎症坏死和纤维化。对 HBeAg 阳性患者治疗 1、2、3 和 5 年时，HBV DNA<1000 拷贝/ml 者分别为 28%、45%、56% 和 58%，HBeAg 血清学转换率分别为 12%、29%、43% 和 48%；耐药率分别为 0%、1.6%、3.1% 和 20%。对 HBeAg 阴性患者治疗 5 年，HBV DNA<1000 拷/ml 者为 67%、ALT 复常率为 69%；治疗 5 年时的累积耐药基因突变发生率为 29%。

阿德福韦酯治疗慢性乙型肝炎的成人剂量是每次 10mg，每天一次口服。阿德福韦酯每日 10mg 的抗病毒强度比拉米夫定稍弱。这是因为，在临床试验中医生们发现阿德福韦酯每日 30mg 治疗时，乙肝病毒很快受到了抑制，但几个月后，少数患者的肾功能出现了异常，提示阿德福韦酯具有一定的肾毒性。为了患者的安全，医生把阿德福韦酯的剂量降低到每日 10mg，因而其抗病毒强度也相应减弱。由于阿德福韦酯的肾毒性限制了药物的剂量，阿德福韦酯每日 10mg 剂量的抗乙肝病毒作用较弱。因此，对于 HBV DNA 水平较高的患者一般不建议首先选择阿德福韦酯单药治疗；对使用阿德福韦酯单药治疗应答不佳的患者，应该换用恩替卡韦或替诺福韦酯治疗或加用另一种核苷类药物（如拉米夫定或恩替卡韦）联合治疗。

阿德福韦酯的吸收和利用不受饮食影响。因此，患者不必考虑饮食对药物的影响，空腹或餐后服药都可以。阿德福韦酯与拉米夫定、替比夫定和恩替卡韦无相互作用，可以用于联合治疗，但布洛芬可以增加阿德福韦酯在血液中的药物浓度，长期同时服用可能导致阿德福韦酯肾毒性增加。需要同时服用布洛芬治疗的患者应该在医生指导下改变治疗方案。

88. 阿德福韦酯和替诺福韦酯为什么会引起肾脏和骨骼的损伤

《指南》：阿德福韦酯长期治疗5年时，血清肌酐升高超0.5mg/dl者达3%，但血清肌酐的升高为可逆性。国家食品药品监督管理局（CFDA）要求警惕阿德福韦酯长期使用后可能导致低磷血症及骨软化风险。骨软化主要是非矿化的骨样组织增生，骨软化易产生骨痛、骨畸形、骨折等一系列临床症状和体征。长期用药的患者应警惕肾功能不全和低磷性骨病，特别是范可尼综合征的发生。

核苷（酸）类药物主要经肾脏代谢，通过肾小球滤过，经肾小管分泌进入尿液，排出体外。别看这两类核苷（酸）类药物仅差一个"酸"字，它们的分子结构则有很大不同。核苷酸类药物（如阿德福韦酯和替诺福韦酯）的分子结构主要包括戊糖、碱基和磷酸，而核苷类药物（如恩替卡韦、拉米夫定和替比夫定）的分子结构主要包括戊糖和碱基，少了磷酸。因此，核苷酸类药物比核苷类药物结构更复杂，分子量更大。当药物经过肾脏代谢时，核苷酸类药物比核苷类药物的排泄速度慢，更容易在肾脏近曲小管蓄积，造成对肾小管的毒性。

肾脏近曲小管的主要功能是重吸收。它把不该过多地从尿液中排出的物质（如磷、钙、钾、尿酸、葡萄糖和小分子蛋白质等）再重吸收回血液中，保持人体内矿物质水平衡定和酸碱平衡。肾脏近曲小管一旦受到损害，它就不能及时地把这些物质从尿中重吸收回来了，尤其是磷很可能从尿中丢失过多，导致血磷降低。

磷在体内参与多种重要的生理功能，其中一个重要功能是与钙一起是构成骨骼的重要成分。磷从尿中丢失过多就会造成骨质疏松，表现为肌无力、骨痛，严重者可导致多发性骨折或假性骨折，被医生称为"骨软化"。阿德福韦酯和替诺福韦酯引起的严重肾损害不仅表现为血清肌酐升高、低磷血症、骨软化，还可以有多种肾小管功能障碍的表现、如肾性糖尿和肾小管性酸中毒、低尿酸血症、肾小管性蛋白尿、低钾血症和低钙血症等，多种肾小管功能障碍同时出现则被称为"范可尼综合征"。

阿德福韦酯和替诺福韦酯的肾损害发生率很低，男性多于女性。阿德福韦酯治疗5年，血清肌酐升高的发生率大约为3%～8%；血磷降低的发生率稍高，大约10%～20%，但大多数仅为轻度低磷血症，补磷治疗后即可恢复正常。替诺福韦酯的肾损害低于阿德福韦酯，血清肌酐升高的发生率大约为0.5%～2.8%，血磷降低的发生率大约为4%。服用阿德福韦酯出现肾损害的患者换用替诺福韦酯后同样会发生肾损害。

阿德福韦酯和替诺福韦酯引起的肾损害大多数较轻，没有任何症状，仅在进行血液生化学检查时发现血磷降低或伴有血清肌酐升高，停药后即可恢复。因此，服用阿德福韦酯或替诺福韦酯治疗的患者应定期监测肾功能和血磷的变化，出现低血磷后应给予补磷治疗。持续低磷血症或血清肌酐升高的患者应在专科医生指导下停用阿德福韦酯或替诺福韦酯，改用其他有效的药物治疗。

89. 拉米夫定治疗乙型肝炎的疗效如何

拉米夫定是1998年被批准的第一个治疗慢性乙型肝炎的核苷（酸）类药物，也是第一个经过长期临床试验的药物。拉米夫定最初被用于治疗艾滋病，但在治疗艾滋病的同时，人们发现合并乙肝病毒感染的艾滋病患者在使用拉米夫定治疗的同时，他们体内的乙肝病毒复制也得到了有效控制，而且其抗乙肝病毒的有效剂量仅为治疗艾滋病剂量的1/3。于是，人们开始了拉米夫定治疗慢性乙型肝炎的研究。

> 《指南》：拉米夫定：国内外随机对照临床试验结果表明，口服拉米夫定100mg，每日1次，可明显抑制HBV DNA水平；HBeAg血清学转换率随治疗时间延长而提高，治疗1、2、3、4和5年时分别为16%、17%、23%、28%和35%。随机双盲临床试验表明，慢性乙型肝炎伴明显肝纤维化和代偿性肝硬化患者经拉米夫定治疗3年可延缓疾病进展、降低肝功能失代偿及肝细胞癌的发生率。失代偿期肝硬化患者经拉米夫定治疗后也能改善肝功能，延长生存期。
>
> 随治疗时间延长，病毒耐药突变的发生率增高（第1、2、3、4年分别为14%、38%、49%和66%）。

成人拉米夫定的治疗剂量为：每次100mg，每日1次口服。在研究中发现，拉米夫定与食物一起服用可使其在血液中的浓度降低10%~40%，因此最好不要与食物同服，服药时间最好为饭前或饭后2小时。甲氧苄啶、磺胺甲噁唑和齐多夫定与拉米夫定一起服用时，可使拉米夫定在血液中的浓度增加，但对疗效和患者的健康都没有太大影响。目前还没有发现不能与拉米夫定一起服用的药物，因此在服用拉米夫定治疗期间若发生其他疾病无须中断治疗。

拉米夫定的副作用很少，几乎没有患者因不良反应而中断治疗，因此儿童患者，肝硬化、肝移植甚至肝衰竭的患者使用起来都很安全。但是，长期服用拉米夫定治疗期间的一个最大问题是病毒耐药。随着治疗时间的延长，拉米夫定耐药的发生率明显增加。治疗5年后，70%以上的患者体内的病毒对拉米夫定产生了耐药性。耐药后，HBV DNA反弹，ALT再次升高。因此，对于初治的患者在一般情况下不建议首选拉米夫定治疗。

90. 拉米夫定耐药的患者为什么要与阿德福韦酯联合治疗

在2005年版《乙肝指南》中，拉米夫定耐药的患者被建议与阿德福韦酯联合治疗3个月后停用拉米夫定，换用阿德福韦酯单药治疗。但在以后的研究中，医生们发现，对拉米夫定耐药的慢性乙型肝炎患者拉米夫定加用阿德福韦酯联合治疗比拉米夫定换用阿德福韦酯单药治疗的长期疗效更佳。

意大利医生在一项多中心治疗对拉米夫定耐药的e抗原阴性慢性乙型肝炎患者临床研究中，588例患者分为两组，一组停用拉米夫定，单用阿德福韦酯；另一组在拉米夫定治疗的基础上加用阿德福韦酯。在治疗的前两年，两组治疗效果基本相同。因此，在当时多数医生认

> 《指南》：阿德福韦酯联合拉米夫定，对于拉米夫定耐药的慢性乙型肝炎能有效抑制HBV DNA，且联合用药者对阿德福韦酯的耐药发生率更低。

为，如果拉米夫定耐药了，只需要与阿德福韦酯重叠应用2~3个月，在阿德福韦酯开始发挥抗病毒作用后，就可以停用拉米夫定了。就在结论刚刚出现不久，奇迹出现了。患者继续治疗到第3年，两组的治疗结果出现了差异：拉米夫定与阿德福韦酯联合治疗的患者在治疗3年时有74%的患者仍保持疗效，6%发生病毒学反弹，所有患者没有检测到对阿德福韦酯耐药的变异病毒；而单用阿德福韦酯治疗的患者只有59%能保持疗效，30%出现病毒学反弹，16%检测到对阿德福韦酯耐药的变异病毒。说明拉米夫定耐药后，加用阿德福韦酯比单用阿德福韦酯长期治疗效果更佳，可以减少病毒对阿德福韦酯耐药发生，防止病毒学反弹。

不仅拉米夫定耐药或应答不佳的患者可以加用阿德福韦酯治疗，替比夫定或恩替卡韦耐药或应答不佳的患者也可以加用阿德福韦酯治疗。因此，在替诺福韦酯尚未在我国上市的阶段，阿德福韦酯成为我国应用最广

泛的乙型肝炎抗病毒药物。替诺福韦上市后，这些核苷（酸）类药物经治耐药或应答不佳的患者都可以换用替诺福韦酯单药治疗了。

91. 什么是核苷（酸）类药物的优化治疗

《指南》：核苷（酸）类药物治疗中预测疗效和优化治疗：应用核苷（酸）类药物治疗慢性乙型肝炎，强调首选高耐药基因屏障的药物；如果应用低耐药基因屏障的药物，应该进行优化治疗以提高疗效和减少耐药性产生。一项前瞻性多中心临床试验EFFORT研究2年结果表明，对于替比夫定治疗早期应答良好的患者（24周HBV DNA < 300 拷贝/ml）继续单药治疗，治疗2年88.6%的患者实现HBV DNA < 300 拷贝/ml，HBeAg 血清学转换率为41.3%，耐药率为5.5%；对于替比夫定治疗早期应答不佳的患者（24周HBV DNA ≥ 300 拷贝/ml），加用阿德福韦酯优化治疗，2年HBV DNA < 300拷贝/ml者为71.1%，耐药率为0.5%。应用优化治疗方案治疗后，整体试验人群2年HBV DNA < 300 拷贝/ml者为76.7%，耐药率为2.7%。从国内外研究数据来看，优化治疗可以提高疗效减少耐药的产生，但总体耐药发生率仍高于恩替卡韦和替诺福韦酯（非头对头比较）。

"优化治疗"最早是根据替比夫定治疗慢性乙型肝炎的全球临床试验结果提出来的。"优化治疗"的概念就是根据患者在治疗前HBV DNA水平的高低，再结合患者治疗6个月时的疗效对治疗进行适当的调整，以达到提高疗效的目的。在替比夫定历时2年的研究中，医生发现治疗6个月的时候患者的疗效可以预测将来的疗效和耐药的发生。如果治疗6个月时病毒DNA下降至检测下限，治疗2年后乙肝病毒可保持持久的抑制，e抗原血清学转换率比较高，且耐药发生率比较低；反之，治疗两年的疗效较差，许多患者会发生耐药，HBV DNA反弹。对于替比夫定治疗24周应答不佳的患者加用阿德福韦酯"优化治疗"后，大大提高了HBV DNA的阴转率，降低了耐药的发生。

根据这个研究结果，美国的教授当时提出了一个核苷（酸）类药物优化治疗的"路线图"（图35），使医生能够更清楚地根据患者服药后的早期疗效预测将来疗效和耐药发生，及时调整患者的治疗方案。

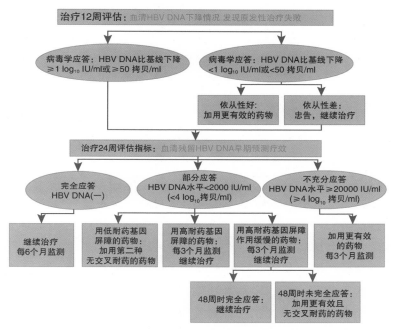

图35　美国的教授提出的核苷（酸）类药物优化治疗"路线图"

在这个核苷（酸）类药物优化治疗的"路线图"中，治疗12周和24周是两个预测核苷（酸）类药物疗效的重要时间点。核苷（酸）类药物治疗12周和24周"原发性无应答"或"应答不佳或部分病毒学应答"的患者预测疗效较差且容易导致病毒耐药，应及时改变治疗方案。

"路线图"概念很快得到大多数医生的认同，因此被写入我国2015年版《乙肝指南》。但是，并不是所有的药物都能以12周和24周的检测结果来预测以后的疗效，阿德福韦酯的抗病毒作用较慢，因此可延迟到24周和48

周预测疗效或改变治疗方案。

92. 服用核苷（酸）类药物治疗前应做哪些检查

《指南》：治疗基线相关指标基线检测：①肝脏生物化学指标：主要有 ALT、AST、胆红素和白蛋白等；②病毒学和血清学标志：主要有 HBV DNA、HBsAg、HBeAg、抗—HBe；③根据病情需要，检测血常规、血清肌酐和肌酸激酶等，必要时可检测血磷和乳酸；④无创性肝纤维化检测，如肝脏弹性检测；⑤如条件允许，治疗前可考虑肝组织活检。

治疗前的检查被医生称为"基线"检查。在服用核苷（酸）类药物抗病毒治疗前进行一些检查是非常重要的。检查的目的主要有三条：①确定患者是否符合抗病毒治疗的适应证，如果患者的 ALT 和 HBV DNA 水平不高，或者肝纤维化和炎症程度不符合治疗的适应证，则不应盲目用药。②确定患者治疗前乙肝病毒和肝功能状况，为治疗后判定药物疗效提供依据。例如：一位患者在治疗前血清 HBV DNA 水平为 10^8 IU/ml，治疗3个月后下降至 10^5 IU/ml，则疗效很好；但如果这位患者在治疗前血清 HBV DNA 水平就是 10^5 IU/ml，其疗效就属于无应答。如果没有治疗前的检查，这种情况就不可能知道。治疗前检测乙肝五项血清学标志，可以成为治疗后 e 抗原血清学转换的依据。如果能用较好的定量检测方法，观察治疗前后 HBsAg 和 e 抗原量的变化，对治疗的有效性判断就更有帮助了。③排除其他疾病，为判断治疗后药物不良反应提供依据。例如：替比夫定可以引起肌病，导致肌酸激酶明显升高。引起肌病的原因很多，如果在治疗前就存在肌酸激酶升高或肌病的患者，则不应该选择替比夫定治疗。阿德福韦酯有潜在的肾小管毒性，如果治疗后发现患者的血清肌酐比治疗前有明显上升或血磷有明显下降，应该警惕阿德福韦酯引起肾毒性的可能。

93. 患者依从性对核苷（酸）类药物的治疗有何影响

《指南》：密切关注患者治疗依从性问题：包括用药剂量、使用方法、是否有漏用药物或自行停药、自行减量、自行延长服药间隔时间等情况，确保患者已经了解随意停药可能导致的风险，提高患者依从性。

患者是否严格按照医生处方的药物剂量按时服药，不漏服，不随意中断或停止治疗，被医生称为"治疗的依从性"。患者治疗的依从性对核苷（酸）类药物的疗效和病毒耐药的发生有很大影响。

目前上市的核苷（酸）类抗乙肝病毒药物都不能彻底清除乙肝病毒，只能抑制病毒的复制，停药后病毒则会重新开始复制，肝病则立即复发，甚至导致慢性乙型肝炎急性发作（图36）。

每天服药可保持血中稳定的抑制病毒药物浓度，停药病毒则会重新复制。

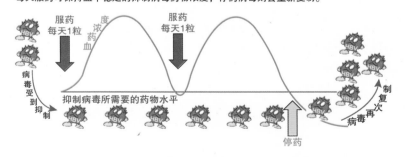

图36　每天服药才能有效抑制病毒的复制，停药后病毒则会重新开始复制

核苷（酸）类药物不仅不能随意停药，而且不能随意减量、漏服或延长服药间隔时间。根据药物在体内的代谢情况，这些核苷（酸）类药物需要每天服一次，保持血液中的药物浓度稳定在可以抑制病毒复制的水平之上，使病毒始终保持在被抑制状态。如果经常漏服药物、减量或延长服药间隔时间，药物对病毒的抑制减弱，结果不仅影响疗效，而且病毒长期在低浓度药物水平的环境下生存则可以逐渐改变自身结构（发生变异），适应药物的抑制作用，发生耐药（图37）。耐药后，HBV DNA就会反弹，ALT也会再次升高。

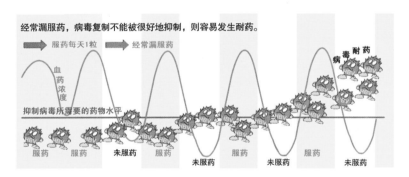

图37　经常漏服药物容易导致病毒耐药

研究显示，有效的抗病毒治疗必须保持服药率在95%以上，也就是说100天治疗漏服的次数不能超过5次。如果每周漏服1次，服药率仅为85.7%，其疗效就会从81%下降到25%（图38）。

因此，服用核苷（酸）类药物治疗的患者应该坚持每天按时服药，不要随便漏服，保持良好的治疗依从性，才能达到较好的治疗效果，降低耐药的发生率。

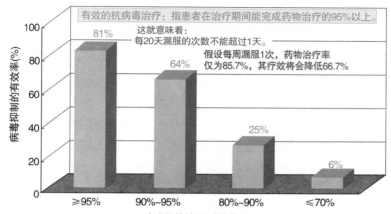

治疗依从性（按时服药率）

（来自INCAS的Paterson等人利用蛋白酶抑制剂进行1年治疗的研究资料）

图38　治疗的依从性差可明显影响药物的疗效

94. 核苷（酸）类药物治疗期间应注意监测哪些不良反应

《指南》：少见、罕见不良反应的预防和处理：核苷（酸）类药物总体安全性和耐受性良好，但在临床应用中确有少见、罕见严重不良反应的发生，如肾功能不全（主要见于阿德福韦酯治疗）、低磷性骨病（主要见于阿德福韦酯、替诺福韦酯治疗）、肌炎（主要见于替比夫定治疗）、横纹肌溶解（主要见于替比夫定）、乳酸酸中毒等（可见于拉米夫定、恩替卡韦、替比夫定）等，应引起关注。建议核苷（酸）类药物治疗前仔细询问相关病史，以减少风险。对治疗中出现血肌酐、CK或乳酸脱氢酶明显升高或血磷下降，并伴相关临床表现者如全身情况变差、明显肌痛、肌无力、骨痛等症的患者，应密切观察，一旦确诊为药物相关的肾损害、低磷血症、肌炎、横纹肌溶解或乳酸酸中毒等，应及时停药或改用其他药物，并给予积极的相应治疗干预。

按照国际医学科学组织理事会（CIOMS）对药物不良反应发生率的分类：发生率≥1%的为常见不良反应，发生率在0.1%~1%者为少见不良反应，发生率在0.01%~0.1%者为罕见不良反应，发生率<0.01%的为非常罕见不良反应。核苷（酸）类药物总体来说长期治疗是很安全的，很少发生不良反应，但也有一些少见或罕见的不良反应发生。

替比夫定治疗2年肌病的发生率大约为0.3%~0.88%，治疗4年大约有3.1%的患者出现肌肉疼痛或无力的症状，0.9%的患者得了肌炎。替比夫定在我国刚刚上市的两三年内，由于医生和患者对其不良反应不太了解，缺乏监测，曾有引起横纹肌溶解和乳酸酸中毒的严重不良反应个案发生。服用替比夫定的患者应在每3个月随访一次，监测血清肌酸激酶，必要时进行乳酸脱氢酶、肌红蛋白、乳酸、肌电图等检查。除了替比夫定外，其他核苷（酸）类药物也可能导致肌酸激酶升高与肌病，但非常罕见。

阿德福韦酯治疗5年，血清肌酐升高的发生率约为3%~8%；血磷降低的发生率稍高，大约10%~20%，但大多数仅为轻度低磷血症，补磷治疗后即可恢复正常。替诺福韦酯的肾损害低于阿德福韦酯，血清肌酐升高的发生率大约0.5%~2.8%，血磷降低的发生率大约4%。阿德福韦酯和替诺福韦酯引起的肾损害和低磷性骨病尽管发生率低，但起病较隐袭，初期往往没有明显临床症状，发展也比较缓慢，如果没有定期监测，往往不易被发现。服用阿德福韦酯和替诺福韦酯治疗的患者应每3~6个月检测一次肾功能、血磷和其他电解质。

替比夫定单药治疗2年周围神经病的发生率大约为0.3%，但与干扰素联合治疗时，周围神经病的发生率高达16.7%。其他核苷（酸）类药物，如拉米夫定、恩替卡韦也可能引起周围神经损害，但极为罕见，仅有个案报道。如果在核苷（酸）类药物治疗期间，出现手足麻木，感觉障碍等症状时，应到神经内科请专业医生帮助诊治。

"是药三分毒"，尽管这些药物经过长期临床试验和上市后观察都是比较安全的，但也需要注意监测这些少见和罕见的不良反应。

95. 什么是病毒耐药，病毒耐药是怎样发生的

《指南》：耐药监测：耐药是核苷（酸）类药物长期治疗慢性乙型肝炎所面临的主要问题之一。耐药可引发病毒学突破、生化学突破、病毒学反弹及肝炎发作，少数患者可出现肝功能失代偿、急性肝功能衰竭，甚至死亡。

病毒耐药一般发生在长期核苷（酸）类药物治疗过程中，病毒发生了变异，适应了体内的药物环境，药物对病毒失去了抑制作用。

在核苷（酸）类药物治疗过程中，从病毒变异到临床耐药是一个逐渐发生的过程。没有变异的乙肝病毒被医生称为"野毒株"。大多数"野毒株"对抗病毒药物是敏感的，在药物的作用下很快被抑制。但如果药物的抗病毒作用较弱，或者少数病毒的抵抗力较强，或者患者的治疗依从性差，在长期的药物治疗过程中，没有被完全抑制住的病毒因长期与药物接触发生了变异，锻炼得不怕药物攻击了，就成了"耐药株"。这个过程被医生称为是核苷（酸）类药物治疗过程"筛选"出来耐药病毒的过程。筛选出来的耐药病毒凭借自己的抵抗力"躲过"药物攻击，拼命复制，逐渐增多，成为体内的"优势"株。这时才会出现病毒学和肝功能反弹，导致临床耐药发生。因此，核苷（酸）类药物治疗期间，从"筛选"出耐药病毒，到出现临床耐药是逐渐发展的过程。

为了准确地反映这种病毒变异到临床耐药的过程，医生们把病毒变异后的耐药分为基因耐药、病毒学耐药和临床耐药三个阶段（图39）。

"基因耐药"是指在抗病毒治疗过程中体内乙肝病毒基因组产生了变异，形成新的耐药性病毒基因序列，但这种耐药病毒株在体内的量很少，还没有形成"气候"，只能通过病毒基因检测查到变异病毒株；"病

毒学耐药"是指在基因耐药的基础上继续发展，变异病毒株逐渐增多，由于它们的复制，使血中HBV DNA水平反弹，比治疗后的最低值升高至少$1\log_{10}$IU/ml，一般在（$1×10^3$）～（$1×10^6$）IU/ml，还没有造成肝功能异常和明显的肝脏组织学损伤；病毒学耐药继续发展，HBV DNA水平上升至$1×10^6$IU/ml以上，最终出现肝功能异常、肝脏组织学损伤，即发展到"临床耐药"阶段。如果不注意监测耐药的发生，病毒耐药发展到"临床耐药"阶段，患者的肝病可再次加重，导致慢性乙型肝炎急性发作，严重者可发生肝衰竭，甚至死亡。

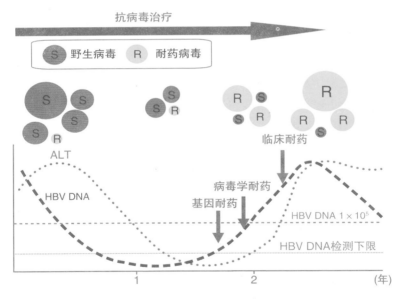

图39　核苷（酸）类药物耐药发生的过程

临床上判断病毒耐药的主要依据是"病毒学突破"和检测到与治疗药物相关的乙肝病毒耐药基因突变。

有时，乙肝病毒也会对两种以上的药物都产生了耐药，被医生们称之为"交叉耐药""多药耐药"或"多重耐药"。体内的乙肝病毒出现交叉耐药或多药耐药后，治疗起来就更加困难了。

《术语》：病毒学突破：核苷（酸）类药物治疗依从性良好的患者，在未更改治疗的情况下，HBV DNA 水平比治疗中最低点上升 1 个 log 值，或一度转阴后又转为阳性，并在 1 个月后以相同试剂重复检测加以确定，可有或无 ALT 升高。

耐药：检测到与核苷（酸）类药物相关的 HBV 耐药基因突变，称为基因型耐药。体外实验显示抗病毒药物敏感性降低、并和基因耐药相关，称为表型耐药。针对一种抗病毒药物出现的耐药突变对另外一种或几种抗病毒药物也出现耐药，称为交叉耐药。至少对两种不同类别的核苷（酸）类药物耐药，称为多药耐药。

96. 如何预防病毒对核苷（酸）类药物的耐药

《指南》：核苷（酸）类药物耐药的预防和处理：

1. 严格评估患者是否需要抗病毒治疗：对于肝脏炎症病变轻微、难以取得持续应答的患者（如 ALT 正常、HBeAg 阳性的免疫耐受期），特别是当这些患者 <30 岁时，不宜开始抗病毒治疗。

2. 核苷（酸）类药物的选择：初始治疗时优先推荐恩替卡韦和替诺福韦酯。

3. 治疗中定期检测 HBV DNA 以及时发现原发性无应答或病毒学突破。一旦发生病毒学突破，应进行基因型耐药的检测，并尽早给予挽救治疗。对于核苷（酸）类药物发生耐药者，改用聚乙二醇化干扰素 α 治疗的应答率较低。

乙肝病毒对核苷（酸）类药物产生耐药的原因与患者的感染状态、病毒复制水平及其抵抗力、药物的选择及患者治疗的依从性等因素有关。

处于免疫耐受期的乙肝病毒感染者绝大多数都是自幼感染，乙肝病毒在人体免疫功能还不能认识它们时"乘虚而入"，与免疫系统"和平共处"。在没有免疫系统发挥作用的情况下，深深隐藏在肝细胞核内的乙肝病毒cccDNA很难清除，抗病毒药物疗效较差，容易发生耐药。因此，目前对于肝功能正常，无明显肝纤维化证据的免疫耐受期乙肝病毒感染者暂不建议治疗，以免长期治疗后的病毒耐药。

乙肝病毒的复制能力非常强。研究显示，乙肝病毒每天可复制出$10^{11} \sim 10^{13}$个病毒颗粒，比丙型肝炎病毒的复制能力高10倍，比艾滋病病毒的复制能力高100倍。在乙肝病毒复制中起重要作用的聚合酶是一种逆转录酶，缺乏校正能力，且错配率较高。据推算，乙肝病毒在复制过程中每年发生的氨基酸配置错误高达$(1.4 \sim 3.2) \times 10^{-5}$，其错误发生率比其他DNA病毒大约高10倍。因此，病毒复制水平越高的患者药物很难将它们"一网打尽"，没有被药物彻底抑制的病毒在药物的"压力"下更容易发生氨基酸配置错误，导致病毒耐药性变异。免疫耐受期的乙肝病毒感染者的病毒复制水平往往较高，容易发生耐药。

乙肝病毒的抵抗力与乙肝病毒的"准种"相关。乙肝病毒也和人一样，形态各异，"秉性"不同。医生们把一些"长得"相似的病毒称为一个"准种"，其中一些"准种"先天性就对药物的抵抗力较强。医生们的研究发现，这些抵抗力较强的病毒"准种"在治疗前就"预存"在感染者体内。好在这样的病毒"准种"较少，不占"优势"，因此核苷（酸）类药物治疗对大多数患者是有效的。但是，在长期药物治疗过程中，那些抵抗力较弱的病毒"准种"被抑制住了，而少数抵抗力较强的病毒"准种"不仅没有被抑制住，反而因长期与药物接触，发生了变异，锻炼得不怕药物攻击了，就成了"耐药株"。医生们的研究还发现，乙型肝炎肝硬化患者体内"预存"的病毒"准种"最复杂。所以，肝硬化患者也更容易发生耐药。

医生们把抗病毒药物比喻成为乙肝病毒设置的"屏障"。尽管药物不能清除乙肝病毒，但在这个"屏障"的阻碍下，病毒难以越过"屏障"复制后代。如果病毒发生了变异，"长了本事"，"跨越"过药物"屏障"，即是发生了耐药。因此，医生们也把这种"屏障"称为"耐药基因屏障"。不同的核苷（酸）类药物的"耐药基因屏障"有高有低。拉米夫定的"耐

药基因屏障"最低，病毒很容易"跨越"，耐药的发生率较高。治疗第1年，24%的患者发生耐药，第4年的耐药发生率高达67%，5年以后70%以上的患者都发生了耐药。其次是替比夫定，治疗2年的耐药发生率与拉米夫定治疗1年的耐药率相差无几，3年后其耐药率紧紧追上拉米夫定。阿德福韦的耐药率算中等的，在临床试验中5年的耐药率大约29%，但一些国产仿制品耐药率可能高于原研产品。恩替卡韦和替诺福韦酯为乙肝病毒设置的"耐药基因屏障"最高。这两种药物不仅对乙肝病毒有较强的抑制作用，而且很少发生耐药。恩替卡韦对于核苷（酸）类药物初治的患者，3年的耐药发生率仅1.7%；替诺福韦酯在国外的临床试验中，8年未检测出耐药相关的病毒变异。因此，被医生们称为"高效/低耐药"的药物，在我国2015年版《乙肝指南》中被推荐为初治患者的首选药物。

我们在治疗的开始就应该注意预防耐药的发生，选择适当的治疗时机、高效/低耐药的药物，提高治疗的依从性，定期监测，发现耐药及时处理（图40）。这样才能保证慢性乙型肝炎治疗的成功。

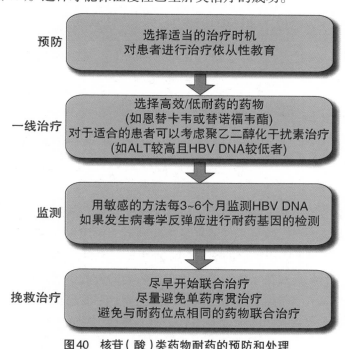

图40　核苷（酸）类药物耐药的预防和处理

97. 病毒耐药后如何进行"挽救治疗"

核苷（酸）类药物治疗慢性乙型肝炎过程中产生病毒耐药是影响抗病毒疗效的重要原因之一。病毒耐药后，可引起患者HBV DNA反弹和ALT水平上升，少数人可能发生肝衰竭，威胁患者的生命。近年来，医生们把病毒耐药后更换或加用其他有效的抗病毒药物称为"挽救治疗"或"救援治疗"。我国2015年版《乙肝指南》推荐的核苷（酸）类药物耐药后的挽救治疗见表7。

表7　我国2015年版《乙肝指南》推荐的核苷（酸）类药物耐药后的挽救治疗

耐药种类	推荐药物
拉米夫定或替比夫定耐药	换用替诺福韦酯，或加用阿德福韦酯
阿德福韦酯耐药（之前未使用过拉米夫定者）	换用恩替卡韦，或替诺福韦酯
阿德福韦酯耐药（已对拉米夫定或替比夫定耐药者）	换用替诺福韦酯，或恩替卡韦+阿德福韦酯
恩替卡韦耐药	换用替诺福韦酯，或加用阿德福韦酯
发生多药耐药突变（A181T+N236T+M204V）	恩替卡韦+替诺福韦酯，或恩替卡韦+阿德福韦酯

恩替卡韦与拉米夫定、替比夫定有交叉耐药性，如果曾经用过拉米夫定或替比夫定治疗，效果不好或者发生耐药后，再用恩替卡韦则也容易发生耐药，即使每天服用加倍的剂量（1mg，即每日2片），4年的耐药率也可达到43%。因此，对拉米夫定或替比夫定耐药的患者不建议换用恩替卡韦治疗。替诺福韦酯与阿德福韦酯属于同类药物，尽管目前的研究表明阿德福韦酯治疗无效或耐药的患者换用替诺福韦酯后仍有效，但如果是初治选

择阿德福韦酯治疗的患者，既往没有对拉米夫定耐药，最好换用恩替卡韦治疗。

对于核苷（酸）类药物耐药的患者，改用或加用聚乙二醇化干扰素治疗效果都不好。研究显示，对于拉米夫定耐药的患者，改用聚乙二醇化干扰素α治疗48周后仅有23.8%的患者HBV DNA检测不到，停药后（72周时）仅有10.6%的患者保持病毒学应答。在有核苷（酸）类药物可以选择的情况下，不建议改用或加用聚乙二醇化干扰素治疗。但如果患者不愿意继续使用核苷（酸）类药物，或者没有适当的核苷（酸）类药物可以选择，也可以在暂时不停用核苷（酸）类药物治疗的基础上，尝试加用聚乙二醇化干扰素，待HBV DNA下降后，再停用核苷（酸）类药物，继续使用聚乙二醇化干扰素治疗至48周。

"挽救治疗"的时机最好在HBV DNA刚刚开始反弹、ALT尚未升高时就开始实施，"挽救"得越早，效果越好，将来的耐药率越低。因此，我国2015年版《乙肝指南》中建议：在核苷（酸）类药物治疗过程中应"定期检测HBV DNA以及时发现原发性无应答或病毒学突破。一旦发生病毒学突破，应进行基因型耐药的检测，并尽早给予挽救治疗。"

98. 长期服用核苷（酸）类药物治疗会不会成瘾

尽管核苷（酸）类药物能很快抑制病毒复制，但停药后，病毒复制可再次出现，ALT升高，个别患者发生严重的肝病。这种情况被称为停药后"反弹"或"反跳"，也有医生把停药后发生肝病加重称为"停药后肝炎"或停药后慢性乙型肝炎急性发作。

一些人误认为这种停药后"反弹"是抗病毒药物"吃上了瘾"，像吸毒一样，从此不能中断。因此不敢使用抗病毒药物治疗。其实这种认识是错误的。药物依赖或成瘾会使用药者对药物需求量逐渐增大，甚至达到中毒剂量，这不但给身体各个器官造成中毒性损害，而且还给服药者心理和精神造成重大伤害。而乙型肝炎患者在抗病毒治疗后，病毒复制停止，肝功能能恢复正常，肝脏组织学损伤逐渐修复，给患者带来的是阻断肝病进展的好处。抗病毒药物停药后的反弹是因为药物只起到抑制病毒的作用，乙肝病毒并没有被完全清除。停药后，病毒的cccDNA又可再次成为病毒复制的基础，继续复制出新的乙肝病毒基因。

由于乙型肝炎的难治性，所以需要长期用药治疗。需要长期治疗的疾病是很多的，如糖尿病患者需要长期注射胰岛素或服用降糖药，高血压患者需要长期服用降压药，做过心血管手术的患者需要长期服用抗凝血药……这些疾病在患者停用药物后，都会发生反复，甚至明显加重，但这都不属于药物成瘾，因为药物治愈或缓解了病情。乙型肝炎抗病毒药物和这些治疗高血压等慢性疾病的药物情况还不太一样，一旦病毒完全被抑制，达到了完全应答的疗效后，还可能停药。为什么人们能够接受糖尿病、高血压的长期治疗，而不能接受慢性乙型肝炎的长期治疗呢？

目前，许多科学家都认为，对待乙肝病毒复制活跃，肝损害明显的患者，需要长期使用抗病毒药物，不给病毒一点儿活动的机会，使病毒长期处于一种抑制状态，这样才能保护肝脏不受损伤，才有可能达到持久的抗病毒效果。医生在临床工作中已经观察到，抗病毒的疗程越长，e抗原血清学转换的概率越高；同时还看到一些疗效较好的患者，最终达到了病毒完全抑制的效果，停药后也未发生"反弹"。所以，长期服用抗病毒药物不能停药与药物成瘾是完全不同的。

十三、抗病毒治疗推荐意见及随访管理

99. 核苷（酸）类药物与聚乙二醇化干扰素 α 的疗效哪个更好

目前，抗乙肝病毒药物分为两大类：①干扰素类，包括普通干扰素和聚乙二醇化干扰素（俗称"长效干扰素"）；②核苷（酸）类药物，包括：拉米夫定、阿德福韦酯、恩替卡韦、替比夫定和替诺福韦酯。

许多患者在治疗前都会问医生："核苷（酸）类药物和干扰素哪个更好？我应该选择哪个药治疗呢？"实际上，干扰素和核苷（酸）类药物各有优缺点（表8）。

表8 干扰素与核苷（酸）类药物的优缺点比较

	干扰素	核苷（酸）类药物
适应证	适应证较窄，失代偿期肝硬化、妊娠和患有某些疾病（如恶性肿瘤、血液病等）患者不宜用	适应证较宽，可用于各种慢性肝炎、肝硬化、失代偿期肝硬化，甚至妊娠和患有肿瘤的患者
给药途径	注射治疗	口服治疗
疗程	疗程有限（6~12个月）	疗程长而不确定
病毒耐药性	不引起病毒耐药性突变	可能引起病毒耐药性突变
不良反应	不良反应较多，有些患者不能耐受	不良反应少，患者耐受性好
疗效	疗效有限，有效率30%左右	对病毒的抑制效果明显优于干扰素
保存方法	冰箱保存	常温保存

在抗病毒治疗中，病毒的抑制和清除是与机体免疫系统作用直接相关的，只有机体免疫作用很强且抗病毒作用也很强时，病毒的持久抑制或清除才有可能实现。干扰素有免疫调节作用，可以调动机体自身的免疫机制，更好抑制病毒的复制。从这个角度来看，干扰素有它很大的优势。干扰素使用可以使一部分患者通过1年或者更长时间的治疗，停药之后保持病毒持久抑制。目前的研究显示，干扰素治疗后患者的e抗原血清转换比核苷（酸）类药物要高一些，停药之后持久应答更好一些，这是它的优势。但是干扰素也有它的劣势，如副作用较多、需要注射给药、抗病毒作用较弱等。

我国2015年版《乙肝指南》根据国内外临床研究，将聚乙二醇化干扰素和5种核苷（酸）类药物对HBeAg阳性或阴性患者短期治疗和长期治疗的有效性数据列了4张表（表9至表12）。大家可以参考表中的数据选择治疗药物。

表9　HBeAg阳性慢性乙型肝炎患者各种抗病毒药物的短期治疗（48～52周）疗效汇总

药物	聚乙二醇化干扰素		拉米夫定	替比夫定	恩替卡韦	阿德福韦酯	替诺福韦酯
	α-2a	α-2b					
HBeAg血清学转换率（%）	32	29	16~18	22	21	12~18	21
HBV DNA低于检测下限（%）	14	7	36~44	60	67	13~21	76
ALT复常率（%）	41	32	41~72	77	68	48~54	68
HBsAg阴转率（%）	3	7	0~1	0.5	2	0	3

表10　HBeAg阳性慢性乙型肝炎患者各种抗病毒药物的长期治疗（2~8年）疗效汇总

药物	聚乙二醇化干扰素（停药后3年）	拉米夫定	替比夫定	恩替卡韦	阿德福韦酯	替诺福韦酯
HBeAg血清学转换率（%）	35	22	30	—	29	31
HBV DNA低于检测下限（%）	19	—	56	94	55	98
ALT复常率（%）	—	58	70	80	77	—
HBsAg阴转率（%）	11		1.3	5（2年）	—	13

表11　HBeAg阴性慢性乙型肝炎患者各种抗病毒药物的短期治疗（48~52周）疗效汇总

药物	聚乙二醇化干扰素-2a	拉米夫定	替比夫定	恩替卡韦	阿德福韦酯	替诺福韦酯
HBV DNA低于检测下限（%）	19	72~73	88	90	51~63	93
ALT复常率（%）	59	71~79	74	78	72~77	76
HBsAg阴转率（%）	3	0	0	0	0	0

表12　HBeAg阴性慢性乙型肝炎患者各种抗病毒药物的长期治疗（2~8年）疗效汇总

药物	聚乙二醇化干扰素（停药后3年）	拉米夫定	替比夫定	恩替卡韦	阿德福韦酯	替诺福韦酯
HBV DNA低于检测下限（%）	18	—	82	—	67	99
ALT复常率（%）	31	—	78		69	
HBsAg阴转率（%）	8		0.5		5	1.1

核苷（酸）类药物的最大优势是抑制病毒作用很强，服用方便，副作用很小，非常安全。相对来说，这类药物的应用人群更广泛，不单纯只有慢性肝炎、肝硬化患者，包括慢性重型肝炎患者，还有应用免疫抑制剂的患者，肝移植患者等都可以使用核苷（酸）类药物治疗，所以应用范围很广，这是它的优势。但是，这类药物没有固定的疗程，大多数患者需要服用4年以上甚至终生服药，而长期应用核苷（酸）类药物不可避免地面临着病毒变异所致的耐药问题。因此，许多医生主张，如果患者的年龄较轻，HBV DNA<10^8IU/ml，尤其是女性和非母婴传播的患者最好先选择疗程比较固定的干扰素治疗。如果干扰素治疗6个月以上疗效欠佳，再选择核苷（酸）类药物治疗。年龄较大或病情较严重（如肝硬化）的患者使用干扰素可能存在一定的风险，应首先选择核苷（酸）类药物治疗。

除了药物的疗效以外，抗病毒药物的选择还要考虑到肝病状况、治疗前并发症、基础疾病、患者年龄、生育计划、治疗条件、治疗费用和不良反应等多种因素。在抗病毒治疗前，患者应详细了解这两类药的差异和优缺点，并在全面检查的基础上，根据自己的具体情况，与有经验的医生详细讨论后，选择治疗方案。

100. e抗原阳性慢性乙型肝炎患者何时开始治疗

《指南》：HBeAg 阳性慢性乙型肝炎：在 HBV 感染自然史中，部分 ALT 升高的 HBeAg 阳性慢性乙型肝炎患者在随访过程中随着肝内炎症活动的减轻，可出现自发的 HBeAg 血清学转换、ALT 恢复正常。因此，对于 ALT 升高的 HBeAg 阳性慢性乙型肝炎患者可以先观察3~6个月，如未发生自发性的 HBeAg 血清学转换且 ALT 持续升高，再考虑开始抗病毒治疗。

根据乙肝病毒感染的自然史，e抗原阳性的免疫耐受期乙肝病毒感染者突然发生ALT升高，通常是免疫清除的发生。对于HBeAg阳性的患者，有些可能会发生自发性HBeAg血清学转换。自发性HBeAg血清学转换的发生率大约1.1%~9%，B基因型比C基因型有更高的自发性HBeAg血清学转换率。一般来说，年龄较轻，ALT较高（>150 U/L），且HBV DNA和HBeAg动态观察下降较快的患者，预测自发性HBeAg血清学转换的可能性较大。因此，对于年龄较轻、HBeAg阳性且没有肝硬化的患者，可以观察一段时间，监测ALT、HBV DNA和HBeAg，看看是否能发生自发的HBeAg血清学转换。如果发生HBeAg血清学转换，说明感染者已经进入非活动期，大多数预后较好，可不必治疗。但是，年龄>30岁，持续ALT升高，HBV DNA和HBeAg水平没有下降趋势者，自发性HBeAg血清学转换的可能性较小，应该尽早给予抗病毒治疗。

101. e抗原阳性慢性乙型肝炎患者应该如何治疗

《指南》：对初治患者优先推荐选用恩替卡韦、替诺福韦酯或聚乙二醇化干扰素。对于已经开始服用拉米夫定或替比夫定的患者，如果治疗24周后病毒定量 > 300拷贝/ml，改用替诺福韦酯或加用阿德福韦酯治疗；对于已经开始服用阿德福韦酯的患者，如果治疗24周后病毒定量较基线下降 < $2\log_{10}$IU/ml，改用恩替卡韦或替诺福韦治疗。

HBeAg阳性慢性乙型肝炎患者在开始治疗时宜选用抗病毒作用强和耐药发生率低的药物（如恩替卡韦和替诺福韦酯），年轻的患者对不良反应的耐受性较好，如果ALT较高，HBV DNA水平较低，也可以试用干扰素治疗。

选择抗病毒作用较弱或容易发生耐药的药物，一旦病毒耐药后对其他药物的敏感性也会明显降低，需要增加剂量或联合用药，且仍容易发生耐药，但有时也需要因人而异，例如：准备怀孕的女性也可以选择拉米夫定或替比夫定等妊娠期比较安全的药物（见第116条：哪些乙肝抗病毒药物可以在怀孕期间使用）。在治疗前HBV DNA水平较低的患者，也可以选用价格便宜的拉米夫定和阿德福韦酯。选择了拉米夫定、替比夫定或阿德福韦酯治疗的患者，应按照"路线图"概念，在治疗的12周和24周进行HBV DNA检测，对药物的疗效进行预测。对应答不佳的患者按照《乙肝指南》推荐意见及时改变治疗方案。拉米夫定或替比夫定单药治疗应答不佳的患者，可改用替诺福韦酯单药治疗，或加用阿德福韦酯联合治疗；对阿德福韦酯单药治疗应答不佳的患者，可以改用恩替卡韦或替诺福韦酯单药治疗，或加用拉米夫定联合治疗。

患者的病情千奇百怪，患者心态和经济条件各不相同，只有因人而异，精准的实施个体化治疗，才能使患者有更好的依从性，达到更好的治疗效果。

102. e抗原阳性慢性乙型肝炎患者使用核苷（酸）类药物治疗后何时能够停药

《指南》：核苷（酸）类药物的总疗程建议至少4年，在达到HBV DNA低于检测下限、ALT复常、HBeAg血清学转换后，再巩固治疗至少3年（每隔6个月复查1次）仍保持不变者，可考虑停药，但延长疗程可减少复发。

核苷（酸）类药物的治疗尽管一些患者有可能停药，但过早停药往往导致疾病复发，前功尽弃。以往的大多数指南推荐HBeAg阳性患者核苷（酸）类药物治疗的停药指征是达到完全病毒学应答、ALT复常，在HBeAg血清学转换持续至少1年后可以停药，但近年来的临床实践证实，许多HBeAg阳性患者即使达到上述的停药标准，停药后的复发率也很高。HBeAg血清学转后，巩固治疗的时间越长，停药后的复发率越低，最好达到HBsAg阴转后再停药。因此，大多数医生建议患者尽可能延长治疗时间。

2015年更新的《亚太地区乙型肝炎临床管理指南》中指出：对于没有肝硬化的HBeAg阳性患者，核苷（酸）类药物的最佳疗程是不确定的。HBeAg血清学转换后巩固治疗至少1年可以停药，但最好巩固治疗3年后再停药。

我国2015年版《乙肝指南》明确提出：对于没有肝硬化HBeAg阳性患者，核苷（酸）类药物的总疗程建议至少4年，在达到HBV DNA低于检测下限、ALT复常、HBeAg血清学转换后，再巩固治疗至少3年（每隔6个月复查一次）仍保持不变者，可考虑停药，但延长疗程可降低复发率。

103. e抗原阳性慢性乙型肝炎患者用干扰素治疗何时可以停药

《指南》：干扰素α和聚乙二醇化干扰素α的推荐疗程为1年，若经过24周治疗HBsAg定量仍>20000IU/ml，建议停止治疗，改用核苷（酸）类药物治疗。

无论是普通干扰素还是聚乙二醇化干扰素，对慢性乙型肝炎的疗效都是有限的，而且有较多不良反应。因此，尽管有研究显示延长聚乙二醇化干扰素的疗程至2年可提高治疗应答率，但延长疗程有可能导致更多的不良反应和经济负担，且对于预测应答不佳的大多数患者即使延长疗程也很可能无法达到满意的疗效。因此，目前各国的指南和我国2015年版《乙肝指南》均未建议延长疗程，最长疗程为1年。而且在治疗24周时，对于预测疗效可能较差的患者建议停止治疗。

治疗期间预测干扰素疗效的指征主要依据HBV DNA和HBsAg定量，其中HBsAg定量是最重要的预测指标。治疗12周和24周时应根据患者的HBsAg和HBV DNA对干扰素的疗效进行预测。预测疗效欠佳的患者，建议停药（见第78条：如何在治疗期间预测干扰素的疗效）。这是我国首次在《乙肝指南》中对预测干扰素疗效欠佳的患者提出提前中止治疗的建议。

预测干扰素疗效欠佳的患者提前中止治疗不仅可以减轻患者的经济负担，而且还可以减少不良反应，并使这些患者及时得到其他更有效的药物治疗。

104. e抗原阴性慢性乙型肝炎患者的治疗与e抗原阳性患者有何不同

《指南》：HBeAg 阴性慢性乙型肝炎：HBeAg 阴性患者抗病毒治疗具体疗程不明确，且停药后肝炎复发率高，因此治疗疗程宜长。

e抗原阴性慢性乙型肝炎是乙肝病毒发生了前C区/C区变异后导致的慢性肝病，也就是慢性乙肝病毒感染自然史中的第四期（再活动期）。e抗原阴性与e抗原阳性的慢性乙型肝炎，尽管都被诊断为慢性乙型肝炎，但在治疗上有许多不同。

首先是治疗适应证更宽松。e抗原阴性的慢性乙型肝炎患者尽管体内病毒复制量没有e抗原阳性的感染者高，肝功能也常是轻至中度异常，但他们多已经过免疫清除期的肝损害，又遭受到第二次"肝内战争"，肝脏已经不堪一击了，很容易发展为肝硬化或肝癌。因此，e抗原阴性慢性乙型肝炎患者抗病毒治疗的适应证与e抗原阳性者不同，只要HBV DNA定量 ≥ 2000 IU/ml，且ALT ≥ 2倍正常值上限或肝纤维化程度 ≥ F2，就应该进行抗病毒治疗。

二是开始时间更早。e抗原阳性患者在出现ALT升高后可以观察3~6

个月，如未发生 e 抗原血清学转换再开始治疗，但对于 e 抗原阴性的患者治疗不应该拖延，因为 ALT 会持续波动，自发性缓解的可能很小，建议出现 ALT 升高或符合慢性乙型肝炎治疗的适应证则立即开始治疗。

《指南》：对初治患者优先推荐选用恩替卡韦、替诺福韦酯或聚乙二醇化干扰素。对于已经开始服用拉米夫定或替比夫定的患者，如果治疗 24 周后病毒定量 > 300 拷贝／ml，改用替诺福韦酯或加用阿德福韦酯治疗；对于已经开始服用阿德福韦酯的患者，如果治疗 24 周后病毒定量较基线下降 < $2\log_{10}$ IU／ml，改用恩替卡韦或替诺福韦治疗。

三是尽管 2015 年版《乙肝指南》推荐的治疗药物与 e 抗原阳性者一致，但在实际用药上更倾向于选择核苷（酸）类药物治疗。因为 e 抗原阴性慢性乙型肝炎大多年龄较大，使用干扰素治疗的效果往往不如 e 抗原阳性患者，且对干扰素的耐受性较差，停药后复发率较高。

《指南》：干扰素 α 和聚乙二醇化干扰素 α 的推荐疗程为 1 年，若经过 12 周治疗未发生 HBsAg 定量的下降，且 HBV DNA 较基线下降 < $2\log_{10}$ IU／ml，建议停用干扰素 α，改用核苷（酸）类药物治疗。

因此，e 抗原阴性慢性乙型肝炎更适合使用核苷（酸）类药物治疗。

四是干扰素疗效的预测时间更早。e 抗原阳性患者干扰素治疗的预测时间一般为 24 周，对于预测疗效较差的患者建议提前中止干扰素治疗。e 抗原阴性慢性乙型肝炎患者使用干扰素治疗 12 周时，就应该根据患者的 HBsAg 和 HBV DNA 水平对疗效进行预测，预测疗效欠佳时及时改用核苷（酸）类药物治疗。

《指南》：核苷（酸）类药物治疗建议达到 HBsAg 消失且 HBV DNA 低于检测下限，再巩固治疗 1 年半（经过至少 3 次复查，每次间隔 6 个月）仍保持不变时，可考虑停药。

五是疗程更难确定，停药指征更严格。e抗原阴性慢性乙型肝炎没有e抗原血清学转换这一显著的有效性指征，疗程更难以确定，停药后复发率较高，因此更需长期治疗。我国2015年版《乙肝指南》建议，e抗原阴性慢性乙型肝炎核苷（酸）类药物治疗的停药指征需要达到HBsAg消失且HBV DNA检测不到，再巩固治疗1年半，方可考虑停药。亚太地区的《乙肝指南》则建议达到HBsAg消失，再巩固治疗至少1年或达到HBsAg血清学转换后可以考虑停药。

105. 乙型肝炎肝硬化患者应该如何治疗

> 　　《指南》：代偿期和失代偿期乙型肝炎肝硬化：对于病情已经进展至肝硬化的患者，需要长期抗病毒治疗。
> 　　对初治患者优先推荐选用恩替卡韦或替诺福韦酯。干扰素α有导致肝功能衰竭等并发症的可能，因此禁用于失代偿期肝硬化患者，对于代偿期肝硬化患者也应慎用。

　　有些乙型肝炎患者的病情已经发展为肝硬化。这些患者常对治疗失去信心，认为抗病毒治疗已经为时过晚。其实，无论是否发展到肝硬化，抗病毒治疗一方面可阻止病毒对肝脏造成进一步伤害，另一方面也可促进肝损伤恢复，减轻肝纤维化。近年来上市的核苷（酸）类抗病毒药物不仅能缓解肝硬化患者的病情，而且还很安全。早在1996年，国外就有人用这类药物治疗肝硬化患者，并达到较好的疗效。近年来国内外医生对乙型肝炎肝硬化患者抗病毒治疗的研究均取得了较大进展并积累了更多经验。一些准备接受肝移植的失代偿期肝硬化患者在手术前接受了抗乙肝病毒药物治疗，有2/3的患者肝功能明显好转，甚至达到了暂缓手术的效果。因此，肝硬化患者在医生的指导和监测下进行有效的抗病毒治疗，可达到缓解病情，逆转肝纤维化，减少肝移植手术需求的良好效果。

与我国2005年和2010年版《乙肝指南》比较，2015年版《乙肝指南》对乙型肝炎肝硬化的治疗更为积极。在2005年版《乙肝指南》发布时，核苷（酸）类药物刚刚上市不久，对乙型肝炎肝硬化患者治疗的临床数据较少，尽管推荐了拉米夫定和阿德福韦酯治疗，但出于安全性考虑，对于失代偿期肝硬化患者，则要求在知情同意的基础上给予拉米夫定治疗。2010年版《乙肝指南》发布时，对于乙型肝炎肝硬化患者的治疗已经有了较多的循证医学证据，因此治疗指征放宽为：不论ALT是否升高，HBeAg阳性者HBV DNA ≥ 10^4拷贝/ml，HBeAg阴性者HBV DNA ≥ 10^3拷贝/ml，则应该给予核苷（酸）类药物抗病毒治疗；对于HBV DNA可检测到但未达到上述水平者，如有疾病活动或进展的证据且无其他原因可解释，在知情同意情况下亦可开始抗病毒治疗。

近年来，越来越多的证据表明，核苷（酸）类药物可以有效地阻止乙型肝炎患者肝硬化的进展，改善肝脏纤维化，而且安全性好。因此，我国2015年版《乙肝指南》和目前各国指南均建议：对于乙型肝炎肝硬化的患者无论其ALT和HBeAg的情况如何，只要在血液中能够检测到HBV DNA，就应该开始抗病毒治疗。

由于干扰素的不良反应较多，且有导致肝功能失代偿等并发症的危险，代偿期肝硬化患者使用干扰素治疗应十分慎重。如认为有必要，宜从小剂量开始，根据患者的耐受情况逐渐增加到预定的治疗剂量。而对失代偿期肝硬化患者，干扰素属禁忌证。因此，核苷（酸）类药物成为乙型肝炎肝硬化患者治疗的最佳选择。由于肝硬化患者体内乙肝病毒的"准种"更复杂，病毒变异性更强，因此这类患者应优先选择高效/低耐药的恩替卡韦或替诺福韦酯治疗。但对于病毒低水平复制的乙型肝炎肝硬化患者，如果经济条件有限也可以在严密监测下考虑选择拉米夫定或阿德福韦酯治疗。

乙型肝炎肝硬化患者服用核苷（酸）类药物治疗是长期的，甚至是终生服药。这是因为停药后反弹所导致肝病复发的病情轻重与治疗前肝脏的基础密切相关。治疗前肝损害较轻的患者停药后若发生反弹，一般不会导致肝衰竭。而肝硬化患者的肝细胞已经遭到了严重的破坏，肝小叶结构紊乱，纤维组织增生多，尽管抗病毒治疗能在一定程度上改善肝细胞功能，减轻肝纤维化，但是，肝脏已经很难完全恢复正常。一旦停药后肝病复发，肝脏将不可避免地再次受到重创，患者将面临肝衰竭的威胁。因此，肝硬化患者不能轻易停用抗病毒药物，需要长期乃至终生治疗。肝硬化患者抗病毒治疗可以阻止肝病进展，但仍有肝细胞癌发生的风险。长期治疗期间，尽管病情缓解，也不能放松对肝细胞癌的监测。

106. 抗病毒治疗期间应该如何随访和监测

《指南》：抗病毒治疗过程中的患者随访：抗病毒治疗过程中定期随访的目的是为了监测抗病毒治疗的疗效、用药依从性、以及耐药和不良反应。

患者在抗病毒治疗过程中需要定期到医院随访，进行必要的化验检查，请医生判断药物的疗效，及时发现耐药和不良反应。患者在与医生的沟通中还可以了解更多的乙型肝炎科普知识和治疗进展，提高治疗依从性，取得更佳的疗效。

2015年版《乙肝指南》对抗病毒治疗过程中的检查项目和频率做了更具体的推荐，结合其他指南的推荐修改为表13，供大家参考。

表13　抗病毒治疗过程中的检查项目及频率

检查项目	干扰素治疗	核苷（酸）类药物治疗
血常规	第1个月每1~2周检测1次，以后每个月检测1次直至治疗结束	每6个月检测1次
生化学指标（肝、肾功能，肌酸激酶、血磷及其他电解质、血糖）	每个月检测1次直至治疗结束，如治疗前已患糖尿病，建议应每个月检查1次	每3~6个月检测1次，替比夫定治疗者每3~6个月检测肌酸激酶，阿德福韦酯或替诺福韦酯治疗者每3~6个月检测肌酐和血磷
HBV DNA	每3个月检测1次直至治疗结束	每3~6个月检测1次
HBsAg/抗-HBs/HBeAg/抗-HBe	每3个月检测1次	每6个月检测1次

续表

检查项目	干扰素治疗	核苷(酸)类药物治疗
甲胎蛋白(AFP)	每6个月检测1次	每6个月检测1次
肝脏硬度测定	每6个月检测1次	每6个月检测1次
甲状腺功能和血糖	每3个月检测1次，如治疗前就已存在甲状腺功能异常，建议应每个月检查1次	根据既往病情决定
精神状态	密切观察，定期评估。对出现明显抑郁症状和有自杀倾向的患者应立即停止治疗并密切监护	根据既往病情决定
腹部超声波	每6个月检测1次，肝硬化患者每3个月检测1次。如发现异常，建议行CT或MRI检查	每6个月检测1次
其他检查	根据患者病情决定	HBV DNA反弹者进行基因耐药的检测

107. 治疗结束后为什么还要定期随访

《指南》：治疗结束后的患者随访：治疗结束后对停药患者进行密切随访的目的在于能够评估抗病毒治疗的长期疗效，监测疾病的进展以及肝细胞癌的发生。因此，不论患者在抗病毒治疗过程中是否获得应答，在停药后3个月内应每月检测1次肝功能，HBV血清学标志物及HBV DNA；之后每3个月检测1次肝功能，HBV血清学标志物及HBV DNA，至少随访1年时间，以便及时发现肝炎复发及肝脏功能恶化。此后，对于持续ALT正常且HBV DNA低于检测下限者，建议至少每年进行一次HBV DNA、肝功能、AFP和超声影像检查。对于ALT正常但HBV DNA阳性者，建议每6个月检测1次HBV DNA和ALT，AFP和超声影像检查。对于肝硬化患者，应每3个月检测AFP和腹部超声显像，必要时做CT或MRI以早期发现肝细胞癌。对肝硬化患者还应每1~2年进行胃镜检查，以观察有无食管胃底静脉曲张及其进展情况。

无论是干扰素还是核苷（酸）类药物，治疗成功达到了停药标准，停药后仍有可能发生 HBV DNA 反弹，肝炎复发或乙肝病毒再活动。因此，在结束抗病毒药物治疗后还要经常到医院去检查，监测肝功能、HBV DNA 和其他与乙型肝炎疾病进展有关的指标，防止肝炎复发或乙肝病毒再活动。

《术语》：病毒学复发：获得病毒学应答的患者停药后，间隔1个月两次检测 HBV DNA 均 >2000IU/ml。

临床复发：病毒学复发并且 ALT>2×ULN，但应排除其他因素引起的 ALT 增高。

持续病毒学应答：停止治疗后血清 HBV DNA 持续低于检测下限。

停药后"肝炎复发"的实质是病毒仍未被彻底抑制，患者体内的乙肝病毒并非真正处于非活动状态，停药后失去了药物的抑制，病毒很快再度复制，HBV DNA 反弹（即：病毒学复发），HBeAg 血清学转换的患者常出现 HBeAg 逆转，随后则出现 ALT 升高，肝炎复发（即：临床复发）。因此，停药后肝炎复发一般在停药3个月内即可发生 HBV DNA 反弹，6个月时达到高峰，并出现 ALT 升高。大多数停药后肝炎复发在停药后1年以内发生。这种停药后肝炎复发起病往往较急，有10%的患者在 HBV DNA 反弹后 ALT 骤升至>10倍正常值上限，甚至出现黄疸，发生肝衰竭。因此，在停药后应该每个月进行肝功能和 HBV DNA 的检测，停药后6个月仍未复发者，可逐渐延长复查时间。

停药后的"乙肝病毒再活动"是治疗后病毒确实被彻底抑制，进入非活动状态，停药后达到了至少1年以上保持"持续病毒学应答"，但病毒发生了前C区变异，逃逸了免疫系统的抑制，再度复制并引起肝病，即进入乙肝病毒感染自然史的第4期。乙肝病毒再活动起病较缓慢，HBV DNA 逐渐升高，ALT 轻至中度升高。近几年的研究发现，干扰素或核苷（酸）类药物治疗后的 HBeAg 血清转换的患者比自发性 HBeAg 血清转换的患者更容易发生乙肝病毒再活动。因此，无论是干扰素还是核苷（酸）类药物治疗成功后停药的患者也需要长期随访，防止乙肝病毒再活动和肝病进展。

停药后的随访除了监测乙型肝炎复发或乙肝病毒再活动外，还需要监测肝细胞癌的发生。一些患者，尤其是肝硬化患者，即使HBsAg消失，仍有可能发生肝细胞癌，因此仍需要定期监测，长期随访。

108. 为什么对肝功能正常的乙肝病毒携带者要进行长期随访

《指南》：慢性HBV携带者和非活动性HBsAg携带者的随访：慢性HBV携带者因处于免疫耐受期，一般情况下患者肝内无炎症活动或仅有轻微炎症，且此期患者抗病毒治疗效果欠佳，一般不推荐抗病毒治疗。但对于年龄超过35岁、有肝细胞癌家族史的高病毒载量患者需要考虑抗病毒治疗。必须注意相当一部分免疫耐受期患者在成年后随着免疫耐受的打破会出现肝炎活动。因此，对于HBV携带者应每3~6个月进行血常规、生物化学、病毒学、AFP、B超和无创肝纤维化等检查，必要时行肝组织活检，若符合抗病毒治疗指征，应及时启动治疗。

非活动性HBsAg携带者也不推荐抗病毒治疗，但此类患者有发展成HBeAg阴性慢性乙型肝炎的可能，且长期随访仍有发生肝细胞癌的风险，因此建议每6个月进行血常规、生物化学、病毒学、AFP、B超和无创肝纤维化等检查。若符合抗病毒治疗指征，也应及时启动治疗。

肝功能正常的乙肝病毒感染者无论其体内病毒复制的情况如何，都需要定期随访，加强监测，发现异常，及时治疗。2015年版《乙肝指南》对慢性HBV感染者的随访和监测做了非常具体的推荐（图41）。

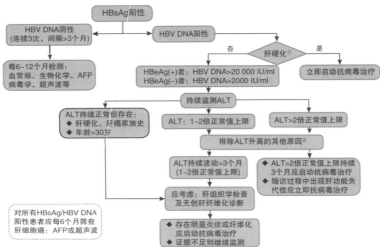

注①：组织学或临床提示存在肝硬化的证据；病因学明确的HBV感染证据。通过病史或相应的检查予以明确或
　　　排除其他原因引起的肝硬化，如HCV感染、酒精和药物等。
注②：ALT升高的其他常见原因：其他病原体感染、药物、酒精、免疫和脂肪肝等。

图41　慢性HBV感染者管理流程图

尽管目前的《乙肝指南》都不建议免疫耐受期的慢性乙肝病毒携带者过早治疗，但已有许多研究表明，高病毒载量是乙型肝炎肝病进展的重要危险因素之一。随着年龄的增长、身体内外环境的改变（生育、劳累、药物治疗等），有可能出现肝病活动。肝病进展有时悄无声息，不易被人察觉；有时又是一触即发，突然加重。如果不定期监测，常常延误治疗。因此需要定期随访，加强监测。

尽管大多数非活动性HBsAg携带者的预后良好，很少发生肝病进展，肝细胞癌的发生率也明显低于其他三个时期的乙肝病毒感染者，但是，乙肝病毒并没有被清除，它们只是受到了免疫系统的抑制，在肝细胞内"装死"或"冬眠"，只要遇到时机，它们就会"反扑"，再次在肝脏内发动"战争"，导致乙型肝炎再活动。即使病毒未"反扑"，但它们以前在肝脏内导致的病变在一定条件下也有可能癌变，发生肝细胞癌。因此也需要定期监测。

十四、特殊人群抗病毒治疗的推荐意见

109. 干扰素或核苷（酸）类药物疗效欠佳者应如何治疗

> 《指南》：无应答及应答不佳患者：经过规范的普通干扰素 α 或聚乙二醇化干扰素 α 治疗无应答的患者，应选用核苷（酸）类药物重新治疗。在依从性良好的情况下，使用耐药基因屏障低的核苷（酸）类药物治疗后原发性无应答或应答不佳的患者，应及时调整治疗方案继续治疗。对于使用恩替卡韦或替诺福韦酯治疗后原发无应答或应答不佳的患者，是否需要调整治疗方案目前仍未阐明。

对于干扰素治疗失败或预测疗效较差的患者应及时停用干扰素，改用核苷（酸）类药物继续治疗。改变治疗方案时，不必联合用药。

对于核苷（酸）类药物治疗的患者，如果每天按时服药仍然效果不好，可以按照核苷（酸）类药物治疗的"路线图"所示［见第91条：什么是核苷（酸）类药物的优化治疗］，按照核苷（酸）类药物耐药后的挽救治疗的方案及时调整治疗，改用抗病毒效果更佳的药物或加用一种无交叉耐药性的药物联合治疗（见第97条：病毒耐药后如何进行"挽救治疗"）。

对于多重耐药或者高效/低耐药的药物（恩替卡韦或替诺福韦酯）治疗仍然效果不好的患者，我国的2015年版《乙肝指南》没有给出更好的建议。根据目前的临床实践经验，患者可以考虑以下方案：①换用另一种药物。在另一种药物没有耐药的情况下，恩替卡韦应答不佳者，可以换用替诺福韦酯；替诺福韦酯应答不佳者可以换用恩替卡韦。②维持现状。如果

ALT正常，HBV DNA<2000IU/ml，可以继续按照原方案治疗，保持肝病不进展，等待更好的治疗药物上市。③强－强联合。如果经济条件允许，或者发生病毒耐药，HBV DNA反弹，ALT异常，出于疾病治疗的需要，可以使用两种高效/低耐药的药物联合治疗（即：恩替卡韦＋替诺福韦酯治疗）。④试用聚乙二醇化干扰素。尽管有研究显示，对于核苷（酸）类药物耐药的患者，改用聚乙二醇化干扰素α治疗后效果也不太好，但对于一些以前没有使用过干扰素治疗的患者且不愿意继续使用核苷（酸）类药物治疗者，在没有更好治疗选择的情况下，也不妨是一种尝试。患者可以在不停用核苷（酸）类药物的情况下加用聚乙二醇化干扰素，待HBV DNA下降后或治疗成功后再停用核苷（酸）类药物。

110. 为什么乙肝病毒感染者在肿瘤化疗和免疫抑制剂治疗前需行抗病毒治疗

《指南》：应用化疗和免疫抑制剂治疗的患者：慢性HBV感染患者在接受肿瘤化疗或免疫抑制治疗过程中，大约有20%～50%的患者可以出现不同程度的乙型肝炎再活动，重者出现急性肝功能衰竭甚至死亡。高病毒载量是发生乙型肝炎再活动最重要的危险因素。预防性抗病毒治疗可以明显降低乙型肝炎再活动。并建议选用强效低耐药的恩替卡韦或替诺福韦酯治疗。

使用抗肿瘤药物、激素或其他免疫抑制剂治疗时潜伏或静止状态的乙肝病毒常常发生再激活，出现肝炎症状，伴随HBV DNA水平升高100倍以上或绝对值大于20000IU/ml。HBV再激活可导致4.5%～8.1%的患者因肝病死亡，23.3%～71%的患者中断或改变肿瘤化疗及其他治疗方案。这种乙型肝炎的再活动甚至在HBV DNA阴性的非活动期感染者或乙肝表面抗原阴性的既往感染者中也可能发生。

《术语》：乙型肝炎再活动：在 HBV DNA 持续稳定的患者，HBV DNA 升高 ≥ 2log$_{10}$IU/ml，或基线 HBV DNA 阴性者由阴性转为阳性且 ≥ 100IU/ml，缺乏基线 HBV DNA 者 HBV DNA ≥ 20000IU/ml。往往再次出现肝脏炎症坏死，ALT 升高。常发生于非活动性 HBsAg 携带者或乙型肝炎康复者中，特别是在接受免疫抑制剂治疗或化疗时。

慢性乙型肝炎再活动后，常导致不同程度的肝损害，给化疗和其他治疗带来一定困难。因此，接受肿瘤化疗或免疫抑制剂治疗的患者在治疗前应该常规进行乙型肝炎的筛查。对于乙肝病毒感染者应预防性使用核苷（酸）类药物，可有效地抑制乙肝病毒复制，起到预防乙型肝炎再活动的作用，使化疗和免疫抑制剂治疗得以顺利进行。

《指南》：对于所有因其他疾病而接受化疗或免疫抑制剂治疗的患者，在起始治疗前都应常规筛查 HBsAg、抗－HBc 和 HBV DNA，并评估接受免疫抑制剂的风险程度。在免疫抑制剂及化疗药物治疗前一周开始应用抗病毒治疗。对 HBsAg 阴性、抗－HBc 阳性者，若使用 B 细胞单克隆抗体等，可以考虑预防使用抗病毒药物。在化疗和免疫抑制剂治疗停止后，应当继续核苷（酸）类药物治疗至少 6 个月。若应用 B 细胞单克隆抗体者，停止化疗后继续核苷（酸）类药物治疗至少 12 个月。核苷（酸）类药物停用后可出现复发，甚至病情恶化，应注意随访和监测。

2012 年，国外一些专家提出了使用激素、免疫抑制或抗肿瘤治疗的乙肝病毒感染者抗病毒治疗路线图，对于治疗前筛查和治疗方案选择提出了较详细的意见（图 42）。

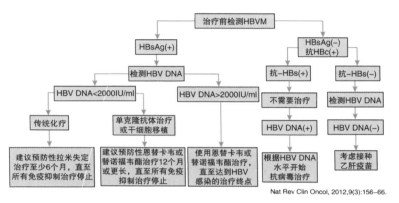

图42　肿瘤化疗或免疫抑制剂治疗患者乙肝病毒筛查和抗病毒治疗的路线图

111. 乙型肝炎与丙型肝炎共感染的患者应如何治疗

《指南》：HBV 和 HCV 合并感染者的治疗：HBV 合并 HCV 感染要综合患者 HBV DNA 水平、HCV RNA 水平以及 ALT 情况，采取不同治疗方案。对 HBV DNA 低于检测下限，HCV RNA 可检出者参照抗 HCV 治疗方案。HBV DNA 和 HCV RNA 均可检出，应先用标准剂量聚乙二醇化干扰素 α 和利巴韦林治疗 3 个月，如 HBV DNA 下降小于 $2\log_{10}$IU/ml 或升高，建议加用 ETV 或 TDF 治疗；或换用抗 HCV 的直接抗病毒药物并加用 ETV 或 TDF 治疗。

　　乙肝病毒和丙肝病毒的传播途径相似，常常可同时或先后钻入人体导致慢性肝炎，被称为乙肝病毒和丙肝病毒的"共感染"或"重叠感染"。在不安全注射和有不安全血液暴露史的人群中，乙肝病毒和丙肝病毒共感染的比例较高。如果患者既感染了乙肝病毒又感染了丙肝病毒时，首先要确定体内两种病毒的复制状况，再决定治疗方案。

丙肝病毒对肝脏的危害常常被认为大于乙肝病毒，而且，丙肝病毒感染可以完全治愈。因此，只要感染者HCV RNA呈阳性，无论其肝功能是否异常，都应该进行丙肝病毒基因型的检测，首先考虑丙型肝炎的治疗。干扰素既有抗丙肝病毒作用，又可以用于治疗乙型肝炎。因此，如果没有干扰素的禁忌证，可以首先选择聚乙二醇化干扰素+利巴韦林的方案治疗，以取得一举两得的疗效。不能耐受聚乙二醇化干扰素的患者或预测干扰素疗效欠佳者或治疗失败者，可以根据丙肝病毒的基因分型与单一丙肝病毒感染者一样选择其他更有效的无干扰素抗丙肝病毒方案。

对于HBV DNA同时阳性的乙肝病毒和丙肝病毒共感染者在干扰素治疗过程中监测HBsAg和HBV DNA，在治疗的12周和24周时对乙型肝炎的疗效进行预测。对干扰素疗效欠佳或无应答的患者可以考虑加用恩替卡韦或替诺福韦酯治疗。不过，丙型肝炎在有限的时间内可以治愈。治疗丙型肝炎时，聚乙二醇化干扰素+利巴韦林的疗程一般为24~48周，直接抗病毒药物的疗程一般为12~24周，患者也可以在丙型肝炎治疗结束后再考虑乙型肝炎的治疗。

需要同时进行抗丙肝病毒和抗乙肝病毒治疗的患者，应注意避免两类抗病毒药物之间的相互作用。替比夫定与干扰素联合应用可增加周围神经病发生的风险，应避免同时使用；雷迪帕韦可增加替诺福韦的血药浓度，导致替诺福韦的肾毒性增加。因此，"吉二代（Harvoni）"治疗时，应尽量避免与替诺福韦联合应用。

对于HBV DNA阴性而HCV RNA阳性的患者，在丙型肝炎治疗结束后应继续对乙型肝炎进行随访，防止乙肝病毒再活动。对于HBV DNA阳性而HCV RNA阴性的患者，在乙型肝炎抗病毒治疗后仍应监测HCV RNA，警惕一些共感染患者体内病毒相互抑制导致的HCV RNA假阴性，在乙肝病毒受到抑制后出现丙肝病毒再活动。

112. 乙型肝炎与艾滋病共感染的患者应如何治疗

《指南》：HBV 和 HIV 合并感染者的治疗：对于近期不需要进行抗逆转录病毒治疗（CD4$^+$T 淋巴细胞＞ 500/μl），如符合慢性乙型肝炎抗病毒治疗标准的患者，建议使用聚乙二醇化干扰素 α 或阿德福韦酯抗 HBV 治疗。对一过性或轻微 ALT 升高（1~2×ULN）的患者，建议肝组织学活检或无创肝纤维化评估。

CD4$^+$T 淋巴细胞≤ 500/μl 时，无论慢性乙型肝炎处于何种阶段，均应开始抗逆转录病毒治疗，优先选用替诺福韦酯加拉米夫定，或替诺福韦酯加恩曲他滨。对于正在接受抗逆转录病毒治疗且治疗有效的患者，若抗逆转录病毒治疗方案中无抗 HBV 药物，则可加用核苷（酸）类药物或聚乙二醇化干扰素 α 治疗。

当需要改变抗逆转录病毒治疗方案时，除非患者已经获得 HBeAg 血清学转换、并完成了足够的巩固治疗时间，不应当在无有效药物替代前中断抗 HBV 的有效药物。

我国2015年版《乙肝指南》中建议对于近期不需要进行抗逆转录病毒治疗（CD4$^+$T 淋巴细胞＞ 500/μl）的患者，如符合慢性乙型肝炎抗病毒治疗标准，先进行抗乙肝病毒的治疗。最近的临床研究显示，扩大抗逆转录病毒治疗使用范围，对艾滋病感染者实行早期治疗，可以提高艾滋病病毒感染者的存活率，并让他们生活得更为健康，还能降低将病毒传染给其性伴侣的风险。因此，世界卫生组织发出建议，所有艾滋病病毒感染者在确诊之后都要尽快开始抗逆转录病毒治疗。在这种情况下，凡是艾滋病与乙型肝炎共感染的患者只要其 HBV DNA 阳性，在抗逆转录病毒治疗方案的选择上就需要兼顾抗乙肝病毒。使用含有替诺福韦酯＋拉米夫定或替诺福韦酯＋恩曲他滨的抗逆转录病毒治疗方案。在需要改变抗逆转录病毒治疗方案时，应当注意在乙肝病毒的治疗未达到停药标准情况下，不要中断抗乙肝病毒的药物，以免乙型肝炎再活动，导致肝病加重或肝功能衰竭。如果HBV DNA阴性，则可以考虑选择其他治疗方案。

对于未开始抗逆转录病毒治疗的患者，如果需要先治疗乙型肝炎，不要选择恩替卡韦和替比夫定，因为这两种药物有可能诱导艾滋病病毒对拉米夫定产生耐药性。可以选择干扰素或阿德福韦酯治疗。

113. 乙型肝炎肝衰竭患者抗病毒治疗应注意哪些问题

《指南》：乙型肝炎导致的肝功能衰竭：对HBsAg阳性或HBV DNA阳性的急性、亚急性肝功能衰竭患者应尽早应用核苷（酸）类药物抗病毒治疗，建议选择恩替卡韦或替诺福韦酯。抗病毒治疗应持续至发生HBsAg血清学转换。肝功能衰竭患者抗病毒治疗中应注意监测血浆乳酸水平。

乙型肝炎导致的肝衰竭只要血清中能检出HBV DNA就应该进行抗病毒治疗，但由于干扰素不良反应较多，且可诱发或加重肝衰竭，禁忌使用，应使用核苷（酸）类药物治疗。由于拉米夫定上市时间较早，循证医学的证据较多，安全性较好，因此在以往的《乙肝指南》中首先推荐使用拉米夫定。在近年来的研究中，恩替卡韦、替诺福韦酯治疗肝衰竭的临床数据逐渐增多，且这两种药物抗病毒效果优于拉米夫定，耐药率低，因此在2015年版《乙肝指南》中被推荐使用。但有文献报道，恩替卡韦治疗慢性乙型肝炎急性加重患者在治疗初期（治疗30天内）较拉米夫定治疗的患者病死率高，研究者认为快速的HBV DNA下降可能激发更强烈的免疫反应，导致肝损害加重。因此，也有医生对这类患者采用拉米夫定治疗，待病情稳定后再换用恩替卡韦。曾有报道恩替卡韦可能导致肝衰竭患者乳酸酸中毒。尽管目前尚不能确定乳酸酸中毒是否与恩替卡韦治疗有关，仍建议在治疗过程中注意监测乳酸水平。

另外，肝衰竭患者常合并肝肾综合征，核苷（酸）类药物主要经肾脏代谢，阿德福韦酯和替诺福韦酯有潜在的肾小管毒性，存在肝肾综合征的患者应尽量避免使用；核苷（酸）类药物的剂量也需要注意根据患者肌酐清除率进行适当调整，避免药物过量，增加药物不良反应的风险。

114. 得了肝癌还需要进行抗病毒治疗吗

《指南》：乙型肝炎导致的肝细胞癌：对于 HBV 相关性肝细胞癌患者，外科手术切除、肝动脉化疗栓塞、放射治疗或消融等治疗可导致 HBV 复制活跃。较多的研究显示，肝细胞癌肝切除术时 HBV DNA 水平是预测术后复发的独立危险因素之一，且抗病毒治疗可显著延长肝细胞癌患者的无复发生存期及提高总体生存率。因此，对 HBV DNA 阳性的肝细胞癌患者建议应用核苷（酸）类药物抗病毒治疗，并优先选择恩替卡韦或替诺福韦酯治疗。

乙肝病毒感染者得了肝癌，除了肝癌本身的治疗外，抗病毒治疗也是非常重要的，肝癌患者抗病毒治疗的目的如下。

（1）减少肿瘤的复发。乙肝病毒高水平复制是肝癌术后复发的最重要危险因素，抗病毒治疗后，肝癌术后复发的情况明显减少，提高了肝癌的治愈率。

（2）防止肿瘤治疗期间乙型肝炎再活动。与其他使用肿瘤化疗和免疫抑制剂的患者一样，乙型肝炎合并肝癌的患者无论其HBV DNA水平高低，在使用治疗肿瘤药物期间，很可能因乙肝病毒再活动导致肝功能异常，不仅影响了肿瘤的治疗，也可能导致患者发生肝衰竭，甚至造成患者死亡。抗病毒治疗可防止乙肝病毒再活动，使肝癌的治疗得以顺利进行，提高了肝癌治疗的有效率和患者的生存率。

（3）阻止肝病继续进展。即使肝癌得到成功治疗，如果乙肝病毒继续复制，仍然可以导致患者的肝病继续进展。抗病毒治疗后，乙肝病毒得到有效抑制，可有效阻止肝病进展，改善患者的预后。

由于干扰素不良反应较多，乙型肝炎相关的肝细胞癌多在肝硬化基础上发生，因此不适合使用干扰素治疗，应选择核苷（酸）类药物治疗，推荐使用高效/低耐药的恩替卡韦或替诺福韦酯。与其他使用肿瘤化疗和免疫抑制剂的患者不同的是，乙型肝炎合并肝癌的患者在肿瘤治疗结束后也不能停用抗病毒药，需要长期治疗。

115. 换了肝为什么还要进行抗病毒治疗

《指南》：肝移植患者：对于 HBV 相关疾病接受肝移植的患者，推荐尽早使用抑制 HBV 作用强且耐药发生率低的核苷（酸）类药物治疗，以获得尽可能低的病毒载量，防止移植肝再感染。对于移植肝 HBV 再感染低风险患者，即移植前患者 HBV DNA 不可测，可在移植前直接予恩替卡韦或替诺福韦酯治疗，术后无需使用乙型肝炎免疫球蛋白（HBIG）。对于移植肝 HBV 再感染高风险患者，术中无肝期给予 HBIG，移植后主要抗病毒方案为核苷（酸）类药物联合低剂量 HBIG，其中选择恩替卡韦或替诺福韦酯联合低剂量 HBIG 能更好地抑制肝移植术后乙型肝炎复发。对于已经使用其他核苷（酸）类药物的患者需密切监测耐药发生，及时调整治疗方案。HBV 相关肝移植患者需要终身应用抗病毒药物以预防乙型肝炎复发。

肝移植是目前治疗乙型肝炎肝衰竭最有效的方法。但是，换了肝只能将原来感染乙肝病毒的肝脏移走，而血液中还会有乙肝病毒残留。肝移植后，残存在血液中的乙肝病毒还会感染新的肝脏，特别是肝移植术后大剂量抗排异药和肾上腺皮质激素的应用，严重抑制了机体的免疫功能，还可促进乙肝病毒大量复制。因此，乙型肝炎肝衰竭患者肝移植后的复发率高达60%~80%。新的肝脏被乙肝病毒再感染后，平均2年左右即可再次形成肝硬化、肝衰竭。

准备肝移植的患者在肝移植前使用核苷（酸）类药物治疗可在一定程度上改善晚期肝病患者的一般状况，降低血中HBV DNA水平，降低术后复发率。有些患者经过治疗肝病明显好转，甚至可以取消肝移植计划。肝移植术后继续使用核苷（酸）类药物不仅可最大限度地抑制残存的乙肝病毒复制，预防新肝脏的再感染，还大大减少了术后乙肝免疫球蛋白的用量，减少了患者的花费。经过核苷（酸）类药物的治疗，肝移植术后的复发率已经降低到10%以下，明显改善了乙型肝炎患者肝移植术的预后。

由于拉米夫定、阿德福韦酯和替比夫定容易耐药或抗病毒效果较差，因此推荐选择恩替卡韦或替诺福韦酯治疗。

116. 哪些乙肝抗病毒药物可以在怀孕期间使用

美国食品药品管理局根据妊娠期间药物的安全程度把药物分为A、B、C、D和X五级。

A级药物是指在动物实验和人的临床观察中都未发现对胎儿有损害的药物，在妊娠期间可以放心使用。由于在妊娠妇女中进行临床试验很难通过伦理，因此A级药物是很少的。

B级药物是在动物实验中证实对胚胎没有危害，但人类临床研究未能证实或无临床验证资料。提示在动物实验中没有发现药物的致畸作用，在人类还缺乏足够的评估或正在进行的一些研究包含的妊娠病例太少不能提供可靠的临床证据。在乙型肝炎抗病毒药的说明书上都可以看到这些药物在妊娠动物体内试验的结果，这些药物的动物试验所用剂量都是人体治疗时所推荐最高剂量的数十倍，甚至上百倍，即使这样也不能说明用于妊娠妇女肯定是安全的。在动物试验中没有发现对动物胚胎的危害不等于对人类胚胎肯定没有影响，也有可能人比动物对药物的耐受性更差，而造成胎儿危害，只能说明相对安全一些，或者影响小一些，也许一点影响也没有，这是需要时间和数据来证实的，因此这些药物被归为妊娠期安全程度的B级药物。

C级药物是仅在动物实验中证实对胚胎有致畸或杀胚胎作用，而人类缺乏研究资料证实。与B级药物同样道理，动物试验中所用剂量都是人体治疗时所推荐最高剂量的数十倍，甚至上百倍。在动物试验中发现了对胚胎有致畸或杀胚胎作用并不代表在人类的应用中也会重蹈动物试验的覆辙，有可能因药物的剂量较小，或妊娠期药物代谢较快而不会产生明显影响；也有可能人比动物对药物的耐受性强，不受药物的影响；或许是在一定条件下才会威胁到胎儿或对胎儿的危害只是一个小概率事件，但毕竟其风险大于妊娠A级和B级药物，如果不是非常必要，医生一般不会建议在妊娠期间使用这类药物。

D级药物是临床已有资料证实药物对胎儿有危害，但治疗孕妇疾病的疗效肯定，又无可替代的药物。在妇女生命和疾病治疗更重要的情况下，可选择使用D级药物治疗，而放弃对胎儿的保护。

X级药物是已经证实药物对胎儿有危害，而且其副作用也有可能对妊娠期妇女本身造成危害，因此在妊娠期间禁用。

在治疗乙型肝炎的抗病毒药物中，目前还没有妊娠期安全程度A级药物。因为这些药物都没有经过大样本的妊娠妇女临床试验，而且都是近10年来上市的新药，临床观察时间不长，病例也不算多，因此还没有一种能够在乙型肝炎妊娠妇女中安全使用的妊娠A级抗病毒药物。替比夫定和替诺福韦酯被归为妊娠期药物安全程度B级药物。美国食品药品管理局认为，只有当考虑到这些药物的应用对于母亲和胎儿所带来的收益超过风险时，才可以应用这些药物。拉米夫定、阿德福韦酯、恩替卡韦和聚乙二醇化干扰素α都属于妊娠期药物安全程度为C级的药物，但拉米夫定的上市时间较早，在艾滋病妊娠妇女中应用的时间较长，积累了较多的安全性数据，因此目前也被当作妊娠B级药物，广泛地应用于艾滋病病毒或乙肝病毒感染的妊娠妇女治疗中。聚乙二醇化干扰素α-2a和聚乙二醇化干扰素α-2b尽管归为C级药物，但与利巴韦林联合应用时被认为属于妊娠安全程度X级，而且在动物试验中已证实其具有抗增殖作用，在人类应用中有导致流产发生率增加的报道；同时，聚乙二醇化干扰素α可导致较多和较严重的不良反应，如发热、抑制骨髓和甲状腺功能异常等，这些不良反应不仅对胎儿，对妊娠妇女本身也有明显伤害，因此目前各国的《乙肝指南》中均把聚乙二醇化干扰素α作为妊娠期禁用的药物。

117. 育龄期妇女应该如何进行治疗

《指南》：有生育要求的慢性乙型肝炎患者，若有治疗适应证，应尽量在孕前应用干扰素或核苷（酸）类药物治疗，以期在孕前6个月完成治疗。在治疗期间应采取可靠避孕措施。

育龄妇女的抗病毒治疗一直是临床上的一大难题。已经进入免疫清除期的慢性乙肝病毒感染者出现了肝功能异常，若不治疗，疾病则会逐渐进展。

曾有慢性乙型肝炎患者期望使用保肝降酶药治疗，待肝功能正常后怀孕，但最终发展为肝硬化，不仅延误了生育的时机，也给妊娠带来了更大的风险。

也有患者在肝功能异常期间冒险怀孕，但肝功能异常的乙肝病毒感染者怀孕有很大风险。国内外有许多研究显示，肝功能异常的乙肝女性妊娠期不仅容易发生糖尿病、高血压、贫血、产后出血等妊娠并发症，而且早产、新生儿窒息、低体重儿的发生率也明显高于肝功能正常的乙肝病毒携带母亲。这是因为妊娠期新陈代谢旺盛，营养物质消耗多，胎儿的代谢和解毒作用依靠母体肝脏完成，导致肝脏负担加重，合成蛋白质和糖代谢的能力均明显降低，对胎儿的发育不利。另一方面，肝脏是制造凝血因子的场所，肝功能异常，血小板减少，凝血因子合成减少，凝血机制障碍，容易造成产后出血；妊娠期肝脏对一些不利于胎儿生长发育的激素代谢能力下降，胆汁代谢障碍，这些激素刺激子宫，或胆汁淤积于胎盘，可促使子宫收缩，或导致胎儿宫内缺氧。更危险的是，由于妊娠期肝脏负担增加，肝功能异常的乙肝病毒感染孕妇的肝病更容易加重，甚至发生重型肝炎，危及母亲和胎儿的生命。因此，我国的《乙肝指南》建议育龄女性在生育前若有治疗适应证，应尽量在孕前应用干扰素或核苷（酸）类药物治疗。

但是，使用核苷（酸）类药物"以期在孕前6个月完成治疗"的希望甚微。因为核苷（酸）类药物的治疗是长期的，大多数患者都需要治疗5年以上甚至更长时间。因此，如果患者有条件选择干扰素治疗，可以先试用干扰素。若干扰素治疗失败或不能耐受，或因为治疗条件、生育年龄等其他原因不能选择干扰素，也应该及时使用核苷（酸）类药物治疗。

必须强调，在任何药物治疗期间女性都应特别注意避孕，需要怀孕的女性应该在孕前咨询医生，权衡利弊，选择停药或换用妊娠期间比较安全的药物治疗后再怀孕，避免药物对胎儿的影响。

118. 乙肝孕妈妈在怀孕期间肝病急性发作该怎么办

怀孕后孕妇体内会发生一系列生理变化，尤其是内分泌的变化，可能导致肾上腺皮质激素水平升高，肝脏负担加重。大约有25%的乙肝病毒感染者在孕期HBV DNA水平增高，大约有10%的e抗原阳性母亲在怀孕期间出现肝功能异常。

怀孕期间发生肝功能异常可以选择使用保肝药物治疗。由于我国

《指南》：对于妊娠期间慢性乙型肝炎发作患者，ALT轻度升高可密切观察，肝脏病变较重者，在与患者充分沟通并权衡利弊后，可以使用替诺福韦酯或替比夫定抗病毒治疗。

是病毒性肝炎的高流行国家，以往在乙型和丙型肝炎无有效的抗病毒药物的时期，妊娠期女性肝功能异常是很常见的。当肝功能异常时，我国医生多用传统的保肝降酶药物治疗，积累了较多的临床经验，但从疗效角度上看，这些保肝降酶药只能是"治标不治本"，对病毒无抑制作用，仅可以降低ALT或改善临床症状，部分患者无效，一些患者停药后ALT再次升高。从安全性角度上说，我国没有对这些保肝降酶药在妊娠期的安全性方面进行分级，只能参考药品说明书对妊娠期用药的提示和医生以往的经验对妊娠妇女进行治疗。

近年来，核苷（酸）类药物抗乙肝病毒的疗效已得到公认，尤其是美国食品药品管理局对这些药物在妊娠期安全性的分级，使其在妊娠期安全性方面比我国的保肝降酶药更加明确。对于妊娠期肝功能异常者，从其本身的健康方面考虑，孕期或产后发生乙型肝炎急性发作的风险较高，大多需要抗病毒治疗；从母婴传播阻断方面考虑，发生肝功能异常者大多为HBV DNA水平较高的乙肝病毒感染者，宫内感染的风险较大。因此，我国2015年版《乙肝指南》推荐："对于妊娠期间乙型肝炎发作患者，ALT轻度升高可密切观察，肝脏病变较重者，在与患者充分沟通并权衡利弊后，可以使用替诺福韦酯或替比夫定抗病毒治疗。"

119. 干扰素治疗期间意外怀孕是否一定要终止妊娠

一些慢性乙型肝炎患者在抗病毒治疗期间意外怀孕，尤其是在使用干扰素治疗期间。干扰素有明确的抗生殖和抑制蛋白质合成作用，因此妊娠是干扰素治疗的禁忌证。对于使用干扰素治疗期间意外怀孕的患者，我国2015年版《乙肝指南》建议终止妊娠。

> 《指南》：对于抗病毒治疗期间意外妊娠的患者，如应用干扰素α治疗，建议终止妊娠。

人们大多希望优生优育，特别害怕药物对胎儿的伤害，无论使用什么药物，一旦治疗期间意外怀孕大多选择人工流产中止妊娠，其实这种选择很有可能适得其反。流产有可能导致子宫损伤，造成严重并发症；流产造成的输卵管阻塞是女性不孕症的主要原因。流产造成生育延迟，而年龄越大生育能力越低，35岁女性的生育能力仅为25岁女性的50%，38岁则降低到25%，40岁降低到10%，42岁女性即使月经正常其生育能力也只有25岁女性的2%。年龄越大胎儿异常的风险也越高，25岁以下的孕妇中染色体异常发生的风险为1/1185，而35岁时则高达1/335。另外，流产手术和流产药物对身体健康也有一定的影响，尤其是乙肝病毒感染的女性，常常在流产后发生肝功能异常，乙肝活动，肝病进展，这对以后生育的影响就更大了。在国外，只要药物对胎儿的影响不能确定，很少有医生建议孕妇人工流产，一般建议停止可能不安全的药物，继续妊娠，严密监测。2007年的美国《乙肝指南》建议干扰素治疗期间意外怀孕，应立即停止治疗。2012年欧洲的《乙肝指南》建议，如果在干扰素治疗期间意外怀孕，必须停用干扰素，换用妊娠期间药物安全程度为B级的核苷（酸）类药物继续治疗，但均未建议终止妊娠。

在美国国立医学图书馆生物医学文献数据库（PubMed）和药物不良反应周刊数据库（Reactions Weekly）中检索有关女性在干扰素治疗期间怀孕的文献，包括一篇干扰素α对胎儿安全性的系统回顾，发现干扰素对胎儿的影响主要是流产、胎儿发育迟缓、低体重儿等，没有检索到一例引起胎儿畸形的报道。因此可以看出，干扰素对胎儿的影响主要是导致流产或胎儿发育迟缓。这主要是干扰素的抗增殖作用和抑制蛋白质合成所致。另外，干扰素的副作用较多，可引起母亲发热、白细胞减少、甲状腺功能异常等，在治疗期间怀孕对胎儿生长发育也会有影响。因此，使用干扰素治疗的女性如果意外怀孕，应立即停用干扰素，但是否终止妊娠应根据母亲的意愿，权衡利弊后决定。尤其是年龄较大尚未生育的女性，不仅要考虑药物对胎儿的影响，还要充分考虑到患者的生育年龄、流产风险和对将来生育的影响，权衡利弊后再为腹中胎儿的命运做出选择，千万不要盲目流产。

120. 口服核苷（酸）类药物治疗的女性是否可以怀孕

《指南》：对于抗病毒治疗期间意外妊娠的患者，如应用口服核苷（酸）类药物：若应用的是妊娠B级药物（替比夫定或替诺福韦酯）或拉米夫定，在充分沟通、权衡利弊的情况下，可继续治疗；若应用的是恩替卡韦或阿德福韦酯，在充分沟通、权衡利弊的情况下，需换用替诺福韦酯或替比夫定继续治疗，可以继续妊娠。

干扰素的抗病毒疗效有限，核苷（酸）类药物需要长期治疗，仅有大约20%的HBeAg阳性患者在不到5年的治疗期间可实现e抗原血清学转换，12%达到持续病毒抑制而停药，这就意味着大部分接受治疗的育龄女性有可能需要在治疗期间怀孕。

目前上市的抗乙肝病毒核苷（酸）类药物中，只有替比夫定和替诺福韦酯被归为B级，其余均为C级。另外，由于拉米夫定在艾滋病感染妊娠女性中有较多的安全性数据，也被认为是在妊娠期间比较安全的药物使用。因此，如果考虑到这些药物的应用对于母亲和胎儿所带来的收益超过风险，乙肝病毒感染的育龄妇女可以"在充分沟通、权衡利弊的情况下"使用拉米夫定、替比夫定或替诺福韦酯治疗期间生育。

拉米夫定、替比夫定和替诺福韦三种药物在治疗和安全性方面各有利弊。拉米夫定的优点在于其上市时间最早，安全性数据最多，价格便宜，甚至还有哺乳期的安全性数据，但它的抗病毒作用最弱，耐药的发生率最高，部分女性可能在孕期发生耐药。替比夫定的抗病毒作用较强，价格中等；但它上市时间较短，无在艾滋病妊娠妇女中使用的数据，安全性数据较少。另外，替比夫定有引起血清肌酸激酶升高和肌病的副作用，耐药率比拉米夫定稍低，但也是很常见的。替诺福韦酯的抗病毒作用最强，而且很少发生耐药，但它的价格最贵。替诺福韦酯在艾滋病病毒感染的妊娠妇女中已经有了较多的安全性数据，且与拉米夫定、替比夫定无交叉耐药性，可用于对拉米夫定或替比夫定耐药的患者，但替诺福韦酯对肾小管有潜在的毒性，可以引起血磷降低，是否影响胎儿的骨骼发育尚不能确定，应注意的监测。乙肝妈妈可以根据自己的情况在医生的指导下选择适当的药物治疗。

恩替卡韦和阿德福韦酯因其在动物实验证实对胚胎有致畸或杀胚胎作用，被归入C级，不建议在妊娠期使用。实际上，这些药物在动物试验时都使用了超过人类应用最大剂量的几十倍，在正常剂量下可能影响甚微。因此，如果在应用恩替卡韦或阿德福韦酯治疗期间意外怀孕，经权衡利弊后，不必终止妊娠，可立即换用替诺福韦酯、替比夫定或拉米夫定，继续怀孕。

121. 如何进一步提高乙肝妈妈所生宝宝的母婴阻断成功率

《指南》：免疫耐受期妊娠患者血清HBV DNA高载量是母婴传播的高危因素之一，新生儿标准乙型肝炎免疫预防及母亲有效的抗病毒治疗可显著降低HBV母婴传播的发生率。妊娠中后期如果检测HBV DNA载量 $>2 \times 10^6$ IU/ml，在与患者充分沟通、知情同意基础上，可于妊娠第24~28周开始给予替诺福韦酯、替比夫定或拉米夫定。建议于产后1~3个月停药，并加强随访和监测。停药后可以母乳喂养。

乙肝病毒的母婴传播途径有三条即：宫内感染、产时感染和产后感染。乙肝妈妈所生宝宝在出生后立即给予主动+被动（乙肝疫苗+乙肝病毒免疫球蛋白）联合免疫的母婴阻断措施，绝大多数产时感染和产后感染均可被阻断，宫内感染成为目前母婴传播阻断失败的主要原因。

80%以上的宫内感染发生在妊娠晚期，这是因为妊娠中晚期，随着胎儿的生长，胎膜变薄，毛细血管膜通透性增高，胎盘屏障减弱，使乙肝病毒容易突破胎盘屏障，感染胎儿。宫内感染的发生率与母亲体内HBV DNA水平有关。HBV DNA大于10^6 IU/ml的母亲宫内感染率较高，母婴阻断失败率大约10%~20%。近年来，已有许多研究证实妊娠晚期（妊娠28周以后）服用拉米夫定、替比夫定或替诺福韦可有效地降低母亲血清HBV DNA水平，提高HBV母婴阻断成功率，使HBV DNA高复制母亲所生宝宝的母婴阻断失败率下降到1%~5%。而且，妊娠晚期胎儿的发育已经成熟，药物不会引起胎儿器官发育缺陷。因此，近些年来许多国家或地区的《乙肝指南》均建议：HBV DNA高复制（HBV DNA大于10^6 IU/ml）的乙肝孕妈妈可在妊娠24~32周服用拉米夫定、替诺福韦酯或替比夫定进一步提高乙肝母婴阻断成功率，产后1~3个月可酌情停药（图43）。

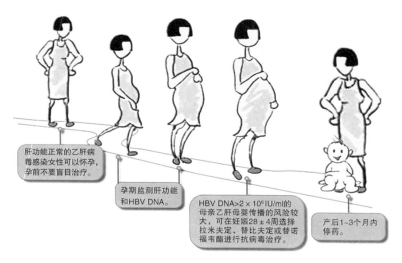

图43　乙肝孕妈妈妊娠期使用抗病毒药物加强乙肝的母婴阻断

122. 正在服药的乙肝妈妈能不能喂奶

　　绝大多数药物都能通过乳汁分泌，所以，母亲无论吃什么药，只要喂奶，孩子就会通过吃奶和母亲同时服到药物。新生儿的肝、肾功能尚未发育完全，对药物的代谢也较差，如果药物有副作用，就有可能伤及宝宝。不同的药物透过乳汁的浓度是不同的，透过乳汁浓度较小，对孩子的伤害也可能会较小；透过乳汁浓度较大，对孩子的伤害也可能较大。

　　美国的黑尔（Hale）博士写的《药物与母乳喂养》（第12版）一书已被翻译成中文。在这本书中，黑尔博士将药物在哺乳期的安全性分为L1~L5五个等级。

　　L1. 最安全（safest）：许多哺乳期母亲服药后没有观察到对婴儿的副作用会增加；在哺乳妇女的对照研究中没有证实对婴儿有危害。这些药物可能对哺乳婴儿的危害甚微，或者婴儿口服后不能被吸收利用。

　　L2. 比较安全（safer）：在有限数量的对哺乳期母亲用药研究中没有证据显示对婴儿副作用增加和（或）哺乳母亲使用该种药物对婴儿有害性的证据很少。

　　L3. 中等安全（moderately safe）：没有在哺乳期妇女中进行对照研究，但喂哺婴儿出现不良反应的危害性可能存在；或者对照研究仅显示有轻微的非致命性的副作用。本类药物只有在权衡对婴儿的利大于弊后方可使用。没有发表相关数据的新药不管其安全与否，自动划分至该级别，属于哺乳期中等安全的药物。

　　L4. 可能危险（possibly hazardous）：有哺乳期母亲用药对喂哺婴儿危害的明确证据，但哺乳期母亲用药后的益处大于对婴儿的危害。例如：母亲处在危及生命或严重疾病的情况下，而其他的药物不能使用或无效。

　　L5. 禁忌（contraindicated）：有研究已证实哺乳期母亲使用该药对婴儿有明显的危害，或者该药物对婴儿产生明显危害的危险性较高，哺乳期母亲应用这类药物显然是无益的。本类药物禁用于哺乳期妇女。

　　由于拉米夫定上市时间较早，在哺乳期的安全性数据较多，因此成为这本书中提到的惟一一种治疗乙型肝炎的药物。拉米夫定被归为哺乳期安全性L2级药物。这是因为已经有了几项拉米夫定哺乳期安全性的试验。这些研究显示，婴儿通过母乳摄入拉米夫定的药量相对于治疗剂量是微不足道的，在哺乳期服用对婴儿比较安全。近些年来，随着替诺福韦酯在艾滋病哺乳期妇女中的应用增加，也有了一些替诺福韦酯在哺乳期安全性的数据。发现服用替诺福韦酯母亲的乳汁中药物的浓度很低，不太可能对哺乳的婴儿造成伤害，但有关长期影响的数据尚不充分。目前尚无有关替比夫定、阿德福韦酯和恩替卡韦在哺乳期安全性的动物或人体研究。因此，各国指南对服药治疗的乙肝妈妈母乳喂养的建议有所不同。我国2015年版《乙肝指南》建议停药后的母亲可以给孩子喂奶，美国2015年版的《乙肝指南》首次提出服用核苷（酸）类药物治疗乙型肝炎"不是母乳喂养的禁忌证，这些抗病毒药物很少经母乳排出，不大可能导致显著毒性。婴儿低病毒水平暴露的未知风险应该与母亲进行沟通"。

但是，有一点可能大多数人都没有考虑到：万一乙肝妈妈所生的婴儿母婴阻断失败，宝宝在哺乳时长期通过母乳摄入小剂量的抗病毒药，很可能导致体内乙肝病毒耐药，造成其将来的治疗困难。因此，正在服用抗病毒药物治疗的母亲如果希望母乳喂养，最好先确定孩子母婴阻断是否获得成功。

123. 男性乙肝患者在抗病毒治疗期间妻子可以怀孕吗

许多男性乙型肝炎患者在抗病毒治疗期间因担心药物对精子的影响不敢生育，或为了生育而中断治疗，造成肝病复发。

目前被批准用于抗乙肝病毒的药物中，只有干扰素有明确的抗生殖作用，不建议男性患者治疗期间妻子怀孕。而且，干扰素的副作用较多，在治疗期间也会影响男性患者的身体状况和性功能。所以，男性患者在停用干扰素后，最好恢复6个月以上再考虑生育问题。

《指南》：男性抗病毒治疗患者的生育问题：应用干扰素 α 治疗的男性患者，应在停药后 6 个月方可考虑生育；应用核苷（酸）类药物抗病毒治疗的男性患者，目前尚无证据表明核苷（酸）类药物治疗对精子的不良影响，可在与患者充分沟通的前提下考虑生育。

拉米夫定、阿德福韦酯、替比夫定、恩替卡韦和替诺福韦酯在研发期间都做过遗传毒性和生殖毒性的试验，均没有发现遗传毒性，也未发现对雄性动物生育力的影响和其他生殖毒性。检索国内外医学文献，未检索到抗乙肝的核苷（酸）类药物对精子和男性生育造成影响的证据。美国食品药品管理局对药物在妊娠期间的安全程度分级只针对妊娠女性，大多数药物对男性生育的影响较小。因此，使用核苷（酸）类药物治疗的男性乙型肝炎患者在生育期间不要中断治疗，也不必换用女性妊娠期间药物安全程度为B级药物。

124. 儿童乙肝患者应该如何进行抗病毒治疗

《指南》：儿童患者：儿童HBV感染者常处于免疫耐受期，通常不考虑抗病毒治疗。对于进展期肝病或肝硬化患儿，应及时抗病毒治疗，但需考虑长期治疗安全性及耐药性问题。目前美国食品药品监督管理局（FDA）批准用于儿童患者治疗的药物包括普通干扰素 α（2～17 岁）、拉米夫定（2～17 岁）、阿德福韦酯（12～17 岁）、恩替卡韦（2～17 岁）和替诺福韦酯（12～17 岁）。临床试验表明普通干扰素 α 治疗儿童患者的疗效与成人患者相当。干扰素 α 用于儿童患者的推荐剂量为每周 3 次，每次 3～6mU/m^2 体表面积，最大剂量不超过 10mU/m^2。但干扰素 α 不能用于 1 岁以下儿童治疗。在充分知情同意的基础上，2～11 岁儿童也可选用恩替卡韦治疗，12～17 岁儿童可选用恩替卡韦或替诺福韦酯治疗。剂量参照美国FDA和世界卫生组织（WHO）推荐意见。

儿童慢性乙肝病毒感染通常属于免疫耐受期，绝大多数肝功能正常，无明显症状，肝脏组织学损害极小，肝病进展的风险也很低，免疫耐受期的感染者治疗效果较差，且长期治疗存在耐药的风险，因此大多不主张过早开始治疗。但是，少数儿童，尤其是有乙型肝炎肝硬化或肝癌家族史者，可能较早地出现肝功能异常，肝病进展，甚至发展成肝硬化，应该给予及时治疗。

以往，普通干扰素α在儿童中获得了一些安全性和有效性的数据，证明其疗效和安全性与成人相似。普通干扰素α被批准用于≥2岁的儿童，剂量为每平方米体表面积300万～600万单位（最大剂量为每平方米体表面积1000万单位），每周3次皮下注射。聚乙二醇化干扰素没有被批准用于治疗儿童乙型肝炎。普通干扰素的副作用较多，有效率低，且需要频繁注射，容易给幼小的儿童身体和心理上造成伤害，2014年，世界卫生组织发布的《乙肝指南》中未推荐儿童使用干扰素治疗。

拉米夫定被批准用于≥2岁的儿童，2～12岁儿童拉米夫定的剂量为每日3mg/kg，最大剂量为每日100mg，但是拉米夫定的抗病毒效果较差，且长期应用容易发生耐药。

世界卫生组织推荐2岁以上需要治疗的慢性乙型肝炎儿童使用恩替卡韦治疗。在国外，恩替卡韦口服液已经上市，10ml的剂量为0.5mg，我国还没有恩替卡韦口服液，只能用成人的片剂按照世界卫生组织推荐的剂量折算（表14）。体重在30kg以上的儿童，恩替卡韦的用量与成人一样，为每天0.5mg。

12岁以上的青少年体重在35kg以上的儿童也可以使用替诺福韦酯、阿德福韦酯治疗，服用剂量与成人一样：替诺福韦酯为每日300mg，阿德福韦酯为每日10mg。替比夫定未被批准在儿童中使用。替诺福韦酯和阿德福韦酯有潜在的肾毒性，可能造成儿童血磷降低，影响儿童骨骼发育，应该注意监测。

表14　2岁以上初治的慢性乙型肝炎儿童恩替卡韦的服用剂量

儿童体重（kg）	恩替卡韦口服液（ml）	恩替卡韦片剂（mg）
10~11	3	0.15（约1/3片）
11~14	4	0.2（2/5片）
14~17	5	0.25（1/2片）
17~20	6	0.3（3/5片）
20~23	7	0.35（约2/3片）
23~26	8	0.4（4/5片）
26~30	9	0.45（约1片）
>30	10	0.5（1片）

　　儿童服用核苷（酸）类药物的治疗是长期的，在治疗过程中应特别注意儿童正处于生长旺盛时期，体重增加很快，服用恩替卡韦等药物治疗期间应注意随着儿童的体重增长不断增加药物剂量，以免药物剂量过低，导致病毒耐药。

125. 乙肝合并肾脏疾病的患者应该如何进行抗病毒治疗

　　乙肝病毒感染可引起乙型肝炎相关肾炎。使用抗病毒药物治疗不仅可以有效地抑制乙肝病毒复制，阻止肝病进展，而且也是治疗乙型肝炎相关肾病不可缺少的措施之一。另一方面，肾病患者、肾移植患者需要应用免疫抑制剂治疗，免疫抑制剂是导致乙肝病毒再活动的重要原因之一，理论上应该在治疗前1个月开始抗病毒治疗，在用完最后一次免疫抑制药物后还要继续治疗12个月以上。

《指南》：肾损害患者：核苷（酸）类药物抗病毒治疗是HBV相关肾小球肾炎治疗的关键，推荐使用强效、低耐药的药物。核苷（酸）类药物多数以药物原型通过肾脏清除，因此，用药时需根据患者的肾功能受损程度进行给药间隔和（或）剂量调整，具体剂量调整方案可参考相关药品说明书。对于已经存在肾脏疾患及其高危风险的慢性乙型肝炎患者，应尽可能避免应用阿德福韦酯或替诺福韦酯。有研究提示替比夫定可能具有改善估算肾小球滤过率的作用，但其机制不明。对于存在肾损害风险的慢性乙型肝炎患者，推荐使用替比夫定或恩替卡韦治疗。

干扰素不良反应较多，慢性肾病的患者（尤其是血液透析患者和肾移植患者）对干扰素的耐受性很差，相对疗效也较差，安全性数据较少，且易导致肾移植患者出现急性排异反应，近年来已被核苷（酸）类药物取代。

乙肝病毒感染的慢性肾病患者抗病毒治疗首选恩替卡韦，因为恩替卡韦的抗病毒作用较强，耐药屏障较高，对肾脏影响较小。低病毒复制的乙肝病毒感染者（HBV DNA<10^6 IU/ml）也可以选用替比夫定治疗，因为替比夫定有改善肾小球滤过率的报道。对于经治耐药的患者可以选择替诺福韦酯治疗，但要严密监测肾功能。

核苷（酸）类药物在体内的清除主要是通过肾小球滤过和肾小管主动分泌，经肾脏排泄的。肾功能不全和血液透析的患者对药物代谢的速度减慢，需根据患者的肌酐清除率调整药物的剂量（表15）。肌酐清除率的计算公式为：

$$肌酐清除率（男性）= \frac{(140 - 年龄) \times 体重（kg）}{0.81 \times 肌酐（μmol/L）} \times 0.85（女性）$$

从公式中可以看出，肌酐清除率受年龄、体重、性别和血清肌酐水平4种因素的影响。老年人和低体重患者无论血清肌酐是否异常，都应注意肌酐清除率的计算。透析患者的服药时间应选择在透析之后。

表15　根据肌酐清除率调整核苷（酸）类药物的剂量

肌酐清除率	拉米夫定	阿德福韦酯	恩替卡韦	替比夫定	替诺福韦酯
≥50ml/min	100mg/24h	10mg/24h	0.5mg/24h	600mg/24h	300mg/24h
30～49ml/min	100mg/48h	10mg/48h	0.5mg/48h	600mg/48h	300mg/48h
10～29ml/min	100mg/72h	10mg/72h	0.5mg/72h	600mg/72h	300mg/72h
透析期	100mg/周	10mg/周	0.5mg/周	600mg/周	300mg/周

　　HBsAg阳性的肾移植患者应在移植前预先使用核苷（酸）类药物抗病毒治疗，在肾移植后应继续使用核苷（酸）类药物治疗，防止移植后乙肝病毒再活动和肝病进展。需要注意的是，患者在肾移植前的透析治疗期间每周给药1次；而肾移植后，肾功能恢复正常，则应恢复正常的给药剂量，以免药物用量过低而导致病毒耐药。

十五、有关《乙肝指南》的其他问题

126. 为什么2015年版《乙肝指南》未对保肝降酶药物进行推荐

在乙肝抗病毒药物上市以前，没有更好的药物可以治疗慢性乙型肝炎。我国利用中医药资源，开发了许多保肝降酶药。这些药物在一定程度上可以改善慢性肝炎的症状，降低血清ALT，改善肝脏纤维化，例如甘草酸苷类药物有肾上腺皮质激素样作用，可以抑制肝脏炎症反应，促进黄疸消退，有利于肝细胞修复，有明显改善肝功能的作用。

这些保肝降酶药的种类非常繁杂，仅检索《临床用药参考》中含有五味子成分治疗肝炎的药物就多达20余种。这些药物在我国的用量也非常大，约占乙型肝炎治疗费用的70%~80%，其中大部分药物的实际疗效及作用机制并不明确，没有经过规范的临床双盲对照临床试验，循证医学证据也不足。而且，目前的临床研究已经证实，核苷（酸）类药物治疗不仅可以有效地抑制乙肝病毒复制，还可以明显改善肝脏炎症和纤维化，使肝功能恢复正常，肝纤维化好转。因此，大多数慢性乙型肝炎患者只要进行规范的抗病毒治疗，无须并用保肝降酶药，即可达到满意和稳定的疗效，减化了治疗，节省了医疗费用。

对于少数乙型肝炎急性发作者、抗病毒治疗初期ALT较高者和肝炎症状明显者或急于降低ALT的患者，可以根据医生的经验选择一些保肝降酶药物辅助治疗，待ALT恢复正常后即可停用。

127. 为什么2015年版《乙肝指南》未推荐免疫调节治疗

医生经常对乙肝病毒感染者说：由于体内的免疫系统对乙肝病毒的耐受状态，才造成了乙肝病毒的慢性持续性感染。因此，许多乙肝病毒感染者误认为自己的免疫功能低下，甚至像艾滋病那样出现了免疫系统损伤。于是到处寻找免疫调节药物和免疫增强剂治疗，甚至相信那些宣称"基因免疫""免疫重建""免疫治疗乙肝"的假广告。

其实，医生所指的"免疫系统耐受状态"意思是乙肝病毒感染者对乙肝病毒的特异性免疫处于耐受状态；但如果感染其他病毒，如甲型肝炎病毒，就有可能不发病；注射麻疹疫苗后，也能正常产生抗体；更不会像艾滋病那样经常发生机会性感染或得一些奇奇怪怪的肿瘤。这说明乙肝病毒感染者对其他疾病的免疫功能还是正常的，只是对乙肝病毒存在免疫缺陷，不能清除乙肝病毒。

乙肝病毒本身并不致病，造成肝细胞损伤的主要原因是机体免疫系统在抗病毒免疫反应清除乙肝病毒的同时，损伤了肝细胞。母婴传播或幼年时期感染乙肝病毒，由于机体免疫功能还没有发育完善，没有识别和清除乙肝病毒的能力，机体免疫系统就对病毒产生了"耐受"性，"默认"它们在肝细胞内寄生，与它们长期"和平共处"，成为乙肝病毒携带者。随着年龄增长，一些感染者的免疫系统逐渐识别了乙肝病毒，并向它们发动攻击，从而导致肝损害。但由于机体与病毒的长期"耐受"状态，免疫系统的攻击总显得那样苍白无力，只能破坏一些肝细胞，很难完全清除肝细胞内寄生的乙肝病毒，这就是慢性乙型肝炎的发病机制。所以，临床医生一直在试图通过使用一些免疫调节剂（包括转移因子、左旋咪唑涂布剂、特异性免疫核糖核酸和胸腺肽等）治疗乙型肝炎。这些免疫调节剂，在改善患者细胞免疫功能方面，虽已显示出不同程度的有益作用，但目前没有确切的证据证明免疫调节剂能增强干扰素或核苷（酸）类抗病毒药物的疗效或降低病毒耐药的发生率，也没有循证医学对这些免疫调节剂治疗慢性乙型肝炎的益处和风险进行评估。在我国2005年和2010年版《乙肝指南》中，尽管提到的免疫调节治疗，但也明确指出："免疫调节治疗是慢性乙型肝炎治疗的重要手段之一，但目前尚缺乏乙型肝炎特异性免疫治疗方法。" 2015年版《乙肝指南》则将免疫调节治疗的内容完全删除。

128. 胸腺肽类制剂治疗乙肝有效吗

胸腺肽制剂具有调节和增强人体细胞免疫功能的作用。目前市场上的胸腺肽制剂有三类：普通胸腺肽制剂、胸腺五肽及胸腺肽α1。

普通胸腺肽制剂是最早上市的胸腺肽制剂，上市后在重型肝炎的治疗中起到了一定增强免疫的作用，为重型肝炎的恢复奠定了基础，从此在我国广泛应用于治疗慢性乙型肝炎。但这种胸腺肽来源于动物的胸腺，化学结构不明确，成分及含量不稳定，不符合世界卫生组织的标准。检索国内文献即可发现，没有该药正规的临床试验文献，尤其是一些口服的胸腺肽制剂，在慢性乙型肝炎中有多少治疗作用并没有得到验证，而注射制剂常常引起过敏反应，曾被国家药监局通报。因此，国外在20世纪90年代以后已不再使用。

胸腺五肽和胸腺肽α1均为人工合成的胸腺肽制剂，胸腺五肽的化学结构为胸腺生成素中第32～36五肽，成分及含量稳定，符合世界卫生组织的标准，过敏及其他不良反应少见。科学家对其进一步研究发现，胸腺五肽中有些具有免疫增强作用，有些没有免疫增强作用，甚至有抑制免疫作用。具有免疫增强作用的主要是胸腺肽α1，而胸腺肽α7对免疫有抑制作用。经过试验证明，胸腺肽α1比胸腺五肽在增强人体免疫作用方面强10～1000倍。由于胸腺肽α1的分子量很小，不良反应更加少见，临床应用更加安全、有效。胸腺肽α1在胸腺五肽中的比重不到1%，需要经过进一步提纯及人工合成，因而价格较贵。

但是，胸腺肽α1治疗慢性乙型肝炎或在增进免疫系统反应性方面的作用机理尚未完全明确。一些科学家认为这种药物可能促进了免疫系统T淋巴细胞的成熟并使其激活，积极地分泌一些具有抗病毒作用的干扰素和淋巴因子，从而起到抗病毒作用。在临床实践中也确有一些慢性乙型肝炎患者使用后病情得到控制。目前在我国市场上进口和国产胸腺肽α1制剂价格较贵，且抗病毒作用没有得到循证医学的进一步证实。在2005年版《乙肝指南》发布时，由于当时上市上抗病毒药物有限，因此，仅推荐少数不能耐受或不愿接受干扰素和核苷（酸）类药物治疗，又有经济条件接受胸腺肽α1治疗的患者使用。现在已经有多种治疗乙型肝炎的抗病毒药物上市，临床效果肯定，治疗方案和经验已经非常成熟。美国赛生药业公司生产的胸腺肽α1制剂——日达仙在美国的《乙肝指南》中都没有被推荐，说明其对乙型肝炎的治疗作用并不肯定。因此，我国2015年版《乙肝指南》也未推荐慢性乙型肝炎患者去花高昂费用使用那些疗效不确切的胸腺肽类制剂治疗。

129. 如果目前的抗乙肝病毒药物都耐药了，还会有新药吗

近年来，丙型肝炎的治疗有了重大进展，治疗3~6个月，90%以上的丙肝病毒感染者可获得痊愈。这让乙肝病毒感染者十分眼热。有人盼望："什么时候能有更新的药物出现，使乙肝病毒感染者完全治愈呢？"有人担心："现在的抗病毒药大多需要长期服用，面临的主要问题就是耐药。如果目前的抗病毒药物都耐药了，会不会无药可治了？还有新药吗？"

科学家们不会忘记全球2.4亿慢性乙肝病毒感染者，在努力探索更安全、更有效的治疗慢性乙型肝炎新药。

阿德福韦酯和替诺福韦酯有潜在的肾损害，已经证实有些患者在遗传学方面对这两种药物特别敏感，容易发生肾损害。人们将目前上市的替

诺福韦酯——富马酸替诺福韦二吡呋酯（Tenofovir Disoproxil Fumarate，TDF）的化学结构进行了改进，成为替诺福韦艾拉酚胺富马酸（Tenofovir Alafenamide Fumarate，TAF）。虽然这两种药都属于替诺福韦的前体药，"TAF"的治疗剂量仅为"TDF"的1/10，即可达到"TDF"相同的抗病毒疗效，而且大大降低了药物对肾脏毒性。目前，被称为"TAF"的替诺福韦酯正在我国进行临床试验，可能在不久的将来就会用于临床治疗。

吸取了丙型肝炎直接抗病毒药物的研究经验，科学家们也开始对乙肝病毒复制的各个环节进行细致的研究，试图找到攻克乙肝病毒的方法。有人利用一种核酸聚合物抑制感染乙肝病毒的肝细胞释放乙肝表面抗原，使感染者体内的HBsAg迅速减少，达到清除乙肝病毒的目的；还有人利用一种被称为"RNA干扰"的新技术，干扰乙肝病毒的cccDNA形成模板，使病毒的转录复制保持"沉默"，从而达到根除cccDNA的目的；还有人在研究一种可以抑制乙肝病毒核衣壳组装的药物，使病毒DNA复制后无法组装成完整的病毒颗粒……目前，这些研究已经取得初步的成果。我们和所有乙肝病毒感染者一样，翘首以待这些药物研究的成功。人类战胜乙肝病毒的那一天已经不再遥远！

参考文献

［1］WHO. Hepatitis B. World Health Organization Fact Sheet 204 dex.（Revised July 2012）. WHO Web site. http://www. who. int/mediacentre/factsheets/fs204/en/index. html.

［2］Schweitzer A, Horn J, Mikolajczyk RT, et al. Estimations of worldwide prevalence of chronic hepatitis B virus infection: a systematic review of data published between 1965 and 2013. Lancet, 2015, 386（10003）：1546-55.

［3］Lu FM, Zhuang H. Management of hepatitis B in China. Chin Med J（Engl）, 2009, 122（1）：3-4.

［4］杨力实. 2014年最新全国1~29岁人群乙肝血清流调结果发布. 中国医学论坛报, 2015，2015-8-6 D1版.

［5］Mele A, Tosti ME, Mariano A, et al. Acute hepatitis B 14 years after the implementation of universal vaccination in Italy: areas of improvement and emerging challenges. Clin Infect Dis，2008，46（6）：868-75.

［6］Leung Y, Chan JI, Yoshida E, et al. A cross-sectional analysis of acute hepatitis B virus reported to the Vancouver Coastal Health Authority from 2000 to 2003. Can J Gastroenterol, 2006, 20（7）：471-4.

［7］Atkinson W, Wolfe S, Hamborsky J. 疫苗可预防疾病：流行病学和预防：周祖木，陈恩富，译. 12版. 北京：人民卫生出版社, 2012.

［8］WHO. Hepatitis B vaccines: WHO position paper. Weekly Epidemiological Record, 2009. 40: 405-420.

［9］中华医学会肝病学分会, 中华医学会感染病学分会. 慢性乙型肝炎防治指南（2010年版）. 中华肝脏病杂志, 2011, 19（1）：13-24.

［10］Wong VC, Ip HM, Reesink HW, et al. Prevention of the HBsAg carrier state in newborn infants of mothers who are chronic carriers of HBsAg and HBeAg by administration of hepatitis-B vaccine and hepatitis-B immunoglobulin. Double-blind randomised placebo-controlled study. Lancet, 1984, 1（8383）：921-6.

［11］陆春芬, 周稳兰, 夏爱华, 等. HBIG联合乙肝疫苗阻断母婴垂直传播. 医学文选，

2003, 22（1）：39-40.

［12］Koyama T, Matsuda I, Sato S, et al. Prevention of perinatal hepatitis B virus transmission by combined passive-active immunoprophylaxis in Iwate, Japan（1981-1992）and epidemiological evidence for its efficacy. Hepatol Res, 2003, 26（4）：287-292.

［13］邢玉兰，龚晓红，周绍莲，等. 阻断围产期母婴传播最佳免疫方案的研究. 中华实验和临床病毒学杂志，1990, 4: 485-488.

［14］del CR, Grosheide PM, Mazel JA, et al. Ten-year neonatal hepatitis B vaccination program, The Netherlands, 1982-1992: protective efficacy and long-term immunogenicity. Vaccine, 1997, 15（15）：1624-30.

［15］中华医学会妇产科学分会产科学组. 乙型肝炎病毒母婴传播预防临床指南. 1版. 中华妇产科杂志，2013, 48（2）：151-154.

［16］中华医学会肝病学分会，中华医学会感染病学分会. 慢性乙型肝炎防治指南（2010年版）. 中华肝脏病杂志，2011, 19（1）：13-24.

［17］张磊，王威. 无创产前基因检测胎儿染色体非整倍体技术研究及应用进展. 中国产前诊断杂志（电子版），2012, 4（3）：32-40.

［18］Zheng Y, Lu Y, Ye Q, et al. Should chronic hepatitis B mothers breastfeed？ a meta analysis. BMC Public Health, 2011, 11: 502.

［19］WHO. 世界卫生组织/全球安全注射网络安全注射及相关操作工具手册. http://www.who.int/injection_safety/en/.

［20］WHO. 安全注射（实况报道 第231号）. 2006-10. http://www.who.int/mediacentre/factsheets/fs231/zh/.

［21］范学工. 不安全注射-死亡性注射. 中华医院感染学杂志，2003, 13（2）：196-197.

［22］Nomura H, Kashiwagi S, Hayashi J, et al. An epidemiologic study of effects of alcohol in the liver in hepatitis B surface antigen carriers. Am J Epidemiol, 1988, 128（2）：277-84.

［23］Lin CW, Lin CC, Mo LR, et al. Heavy alcohol consumption increases the incidence of hepatocellular carcinoma in hepatitis B virus-related cirrhosis. J Hepatol, 2013, 58（4）：730-5.

［24］Fan R, Sun J, Yuan Q, et al. Baseline quantitative hepatitis B core antibody titre alone strongly predicts HBeAg seroconversion across chronic hepatitis B patients treated with

peginterferon or nucleos（t）ide analogues.LID – gutjnl–2014–308546［pii］LID –
10.1136/gutjnl–2014–308546［doi］. Gut. 2015.

［25］Hou FQ, Song LW, Yuan Q, et al. Quantitative hepatitis B core antibody level is a new
predictor for treatment response in HBeAg–positive chronic hepatitis B patients receiving
peginterferon. Theranostics, 2015, 5（3）：218–26.

［26］于德敏，张欣欣. 2015版中国《慢性乙型肝炎防治指南》系列解读（六）：乙肝病
毒耐药相关问题及其防治策略思考. 中国医学论坛报, 2016, 2016–1–14, D3版.

［27］Wai CT, Greenson JK, Fontana RJ, et al. A simple noninvasive index can predict both
significant fibrosis and cirrhosis in patients with chronic hepatitis C. Hepatology, 2003, 38
（2）：518–26.

［28］WHO. Guidelines for the prevention, care and treatment of persons with chronic hepatitis B
infection. 2015–3–12. http://www.who.int/hiv/pub/hepatitis/hepatitis–b–guidelines/en/.

［29］Lin ZH, Xin YN, Dong QJ, et al. Performance of the aspartate aminotransferase–to–
platelet ratio index for the staging of hepatitis C–related fibrosis: an updated meta–analysis.
Hepatology. 2011. 53（3）：726–36.

［30］Sterling RK, Lissen E, Clumeck N, et al. Development of a simple noninvasive index to
predict significant fibrosis in patients with HIV/HCV coinfection. Hepatology, 2006, 43
（6）：1317–25.

［31］Vallet–Pichard A, Mallet V, Nalpas B, et al. FIB–4: an inexpensive and accurate marker of
fibrosis in HCV infection. comparison with liver biopsy and fibrotest. Hepatology, 2007, 46
（1）：32–6.

［32］Li Y, Chen Y, Zhao Y. The diagnostic value of the FIB–4 index for staging hepatitis
B–related fibrosis: a meta–analysis. PLoS One, 2014, 9（8）：e105728.

［33］Wada T, Zeniya M. Background of the FIB–4 index in Japanese non–alcoholic fatty liver
disease. Intern Med, 2015, 54（2）：127–32.

［34］Mallet V, Dhalluin–Venier V, Roussin C, et al. The accuracy of the FIB–4 index for the
diagnosis of mild fibrosis in chronic hepatitis B. Aliment Pharmacol Ther, 2009, 29（4）：
409–15.

［35］肝脏硬度评估小组. 瞬时弹性成像技术诊断肝纤维化专家意见. 中华肝脏病杂志,

2013, 21（6）：420-424.

［36］ Jia J, Hou J, Ding H, et al. Transient elastography compared to serum markers to predict liver fibrosis in a cohort of Chinese patients with chronic hepatitis B. J Gastroenterol Hepatol, 2015, 30（4）：756-62.

［37］ 吕汉文，叶彩丽. 健康随龄变化组与老年疾病患者组透明质酸（HA）结果比较. 中国现代医学杂志，1999.（08）：20-22.

［38］ 谢蓉星，蔡意和. 不同年龄血清透明质酸层粘连蛋白Ⅲ型前胶原及Ⅳ胶原的测定比较. 青海医药杂志，2001,（01）：12-13.

［39］ 张占卿，陆伟，纪永佳，等. 血清透明质酸预测肝纤维化的再评价. 肝脏，2006, 11（4）：241-243.

［40］ Ghany MG, Strader DB, Thomas DL, et al. Diagnosis, management, and treatment of hepatitis C: an update. Hepatology, 2009, 49（4）：1335-74.

［41］ Cox-North PP, Shuhart MC. Evaluation and Staging of Liver Fibrosis. 2015-10-22. http://www.hepatitisc.uw.edu/.

［42］ Chu CM, Liaw YF. Hepatitis B virus-related cirrhosis: natural history and treatment. Semin Liver Dis, 2006, 26（2）：142-52.

［43］ Yang YF, Zhao W, Zhong YD, et al. Interferon therapy in chronic hepatitis B reduces progression to cirrhosis and hepatocellular carcinoma: a meta-analysis. J Viral Hepat, 2009, 16（4）：265-71.

［44］ Wong GL, Yiu KK, Wong VW, et al. Meta-analysis: reduction in hepatic events following interferon-alfa therapy of chronic hepatitis B. Aliment Pharmacol Ther, 2010, 32（9）：1059-68.

［45］ Lai M, Hyatt BJ, Nasser I, et al. The clinical significance of persistently normal ALT in chronic hepatitis B infection. J Hepatol, 2007, 47（6）：760-7.

［46］ 敖飞健，何清，张斌，等. ALT小于2倍正常值上限的慢性乙型肝炎患者肝组织病理学分析及抗病毒治疗时机探讨. 中国病毒病杂志，2013, 3（3）：219-223.

［47］ 张占卿，陆伟，王雁冰，等. 性别和年龄对慢性乙型肝炎肝组织病理学状态的判别价值. 现代中西医结合杂志，2011, 20（32）：4050-4052.

［48］ 王立静，孙梅花，李静，等. 不同年龄段母婴传播慢性乙型肝炎临床生化及病理改

变分析. 河北医药, 2010, 32 （10）: 1230-1232.

［49］杨春霞, 杨微波, 范晶华, 等. 不同年龄段慢性乙型肝炎病毒携带者肝活体组织的病理分析. 中华肝脏病杂志, 2011, 19 （12）: 881-883.

［50］张野, 聂青和. 干扰素 λ: 慢性丙型肝炎治疗新方法. 传染病信息, 2014. （4）: 245-249.

［51］Ning Q, Han M, Sun Y, et al. Switching from entecavir to PegIFN alfa-2a in patients with HBeAg-positive chronic hepatitis B: a randomised open-label trial（OSST trial）. J Hepatol, 2014, 61 （4）: 777-84.

［52］Hu P, Jia S, Zhang WH, et al. A multi-center randomized study on the efficacy and safety of switching to peginterferon alpha-2a（40KD）for 48 or 96 weeks in HBeAg positive CHB patients with a prior NUC history for 1 to 3 years: an interim analysis of NEW SWITCH study. Hepatology. 2014. 60 （Suppl）: 1273a-4a.

［53］庄辉. 慢性乙肝治疗的"皇家婚礼"尚须延期推荐. 中国医学论坛报, 2015, 2015-10-15 D1版.

［54］Lampertico P. The royal wedding in chronic hepatitis B: The haves and the have-nots for the combination of pegylated interferon and nucleos（t）ide therapy. Hepatology, 2015, 61 （5）: 1459-61.

［55］Liaw YF, Jia JD, Chan HL, et al. Shorter durations and lower doses of peginterferon alfa-2a are associated with inferior hepatitis B e antigen seroconversion rates in hepatitis B virus genotypes B or C. Hepatology, 2011, 54 （5）: 1591-9.

［56］Sonneveld MJ, Hansen BE, Piratvisuth T, et al. Response-guided peginterferon therapy in hepatitis B e antigen-positive chronic hepatitis B using serum hepatitis B surface antigen levels. Hepatology, 2013, 58 （3）: 872-80.

［57］Marcellin P, Bonino F, Yurdaydin C, et al. Hepatitis B surface antigen levels: association with 5-year response to peginterferon alfa-2a in hepatitis B e-antigen-negative patients. Hepatol Int, 2013, 7 （1）: 88-97.

［58］Rijckborst V, Hansen BE, Ferenci P, et al. Validation of a stopping rule at week 12 using HBsAg and HBV DNA for HBeAg-negative patients treated with peginterferon alfa-2a. J Hepatol, 2012, 56 （5）: 1006-11.

[59] Vallet-Pichard A, Pol S. Hepatitis B virus treatment beyond the guidelines: special populations and consideration of treatment withdrawal. Therap Adv Gastroenterol, 2014, 7 (4): 148-55.

[60] Fried MW. Side effects of therapy of hepatitis C and their management. Hepatology, 2002, 36 (5 Suppl 1): S237-44.

[61] Arase Y, Suzuki F, Suzuki Y, et al. Side effects of combination therapy of peginterferon and ribavirin for chronic hepatitis-C. Intern Med, 2007, 46 (22): 1827-32.

[62] Locarnini S. Molecular virology of hepatitis B virus. Semin Liver Dis, 2004, 24 Suppl 1: 3-10.

[63] Okamoto H, Imai M, Kametani M, et al. Genomic heterogeneity of hepatitis B virus in a 54-year-old woman who contracted the infection through materno-fetal transmission. Jpn J Exp Med, 1987, 57 (4): 231-6.

[64] Sun J, Hou JL, Xie Q, et al. Randomised clinical trial: efficacy of peginterferon alfa-2a in HBeAg positive chronic hepatitis B patients with lamivudine resistance. Aliment Pharmacol Ther, 2011, 34 (4): 424-31.

[65] Yapali S, Talaat N, Fontana RJ, el al. Outcomes of patients with chronic hepatitis B who do not meet criteria for antiviral treatment at presentation. Clin Gastroenterol Hepatol, 2015, 13 (1): 193-201.e1.

[66] Song BC, Cho YK, Jwa H, et al. Is it necessary to delay antiviral therapy for 3-6 months to anticipate HBeAg seroconversion in patients with HBeAg-positive chronic hepatitis B in endemic areas of HBV genotype C. Clin Mol Hepatol, 2014, 20 (4): 355-60.

[67] Sarin SK, Kumar M, Lau GK, et al. Asian-Pacific clinical practice guidelines on the management of hepatitis B: a 2015 update. Hepatol Int, 2015.

[68] Kuo LF, Lee CM, Hung CH, et al. High risk of hepatitis B virus reactivation in nucleos (t) ide analogue-induced hepatitis B e antigen seroconverters older than 40 years. Dig Dis Sci, 2014, 59 (10): 2580-7.

[69] Chen CH, Lu SN, Lee CM, et al. Patients with interferon-induced HBeAg seroconversion have a higher risk of HBV reactivation and HBeAg seroreversion. Hepatol Int, 2014, 8 (3): 365-74.

［70］Tseng TC, Liu CJ, Su TH, et al. Young chronic hepatitis B patients with nucleos（t）ide analogue-induced hepatitis B e antigen seroconversion have a higher risk of HBV reactivation. J Infect Dis, 2012, 206（10）：1521-31.

［71］Terrault NA, Bzowej NH, Chang KM, et al. AASLD guidelines for treatment of chronic hepatitis B. Hepatology, 2016, 63（1）：261-83.

［72］WHO. Guidelines for the screening, care and treatment of persons with hepatitis c infection. 2014-4-9. 丙型肝炎病毒感染者的筛查、照顾和治疗指南。http://www.who.int/hiv/pub/hepatitis/hepatitis-c-guidelines/en/.

［73］EASL Recommendations on Treatment of Hepatitis C 2015.LID - S0168-8278（15）00208-1［pii］LID - 10.1016/j.jhep.2015.03.025［doi］. J Hepatol. 2015.

［74］Marcellin P, Avila C, Wursthorn K, et al. Telbivudine（LDT）plus Peg-intereron（PEGIFN）in HBeAg-positive chronic hepatitis B — very potent antiviral efficacy but risk of peripheral neuropathy（PN）［abstract］. J Hepatol, 2010, 52（S1）：S6-7.

［75］Goncalves J, Laeufle RAC. Increased risk of peripheral neuropathy with combination of telbivudine and pegylated-interferon alfa-2a in study CLDT600A2406, compared to uncommon rate with telbivudine monotherapy from the novartis global database. Poster # 907. Presented at 44th Annual Meeting of the European Association for the Study of the Liver（EASL）. April 22-26, 2009, Copenhagen, Denmark.

［76］Hepatitis C Guidance: AASLD-IDSA Recommendations for Testing, Managing, and Treating Adults Infected with Hepatitis C Virus.LID - 10.1002/hep.27950［doi］. Hepatology. 2015.

［77］Wong VW, Wong GL, Yiu KK, et al. Entecavir treatment in patients with severe acute exacerbation of chronic hepatitis B. J Hepatol, 2011, 54（2）：236-42.

［78］周玉华. 妊娠合并乙型肝炎病毒感染对妊娠结局的影响. 海南医学, 2012, 23（1）：40-41.

［79］董其音，周晔. 妊娠合并乙型肝炎病毒感染孕妇妊娠结局分析. 中国妇幼保健, 2011, 26（26）：4032-4033.

［80］徐惠琴. 230例妊娠合并乙型肝炎病毒感染的妊娠结局. 医学理论与实践, 2008, 21（10）：1197-1198.

［81］袁丽芳. 妊娠合并乙型肝炎病毒感染对妊娠结局的影响. 海南医学, 2007, 18（1）: 96-97.

［82］刘文琼. 妊娠合并乙型肝炎病毒感染临床分析. 重庆医学, 2006, 35（11）: 1005-1006,1009.

［83］卫金线. 妊娠合并乙型肝炎病毒感染对妊娠结局的影响. 中国卫生产业, 2011, 8（Z5）: 92.

［84］温庆辉, 哈明昊, 黎凤英, 等. 妊娠合并慢性乙型肝炎患者的相关血液指标变化及临床意义. 国际检验医学杂志, 2011, 32（10）: 1067-1068.

［85］蒋云山. 妊娠合并病毒性乙型肝炎肝功能指标变化与母儿结局相关性的临床研究. 中南大学2009年学术论文（2009-05-01）［http://cdmd.cnki.com.cn/Article/CDMD-10533-2009239257.htm］.

［86］李海松. 当你拿到精液报告单. 大众健康, 2013, 332（2）: 46-47.

［87］Hoofnagle JH, Doo E, Liang TJ, et al. Management of hepatitis B: summary of a clinical research workshop. Hepatology, 2007, 45（4）: 1056-75.

［88］Liver EAFTSOT. EASL Clinical Practice Guidelines: Management of chronic hepatitis B virus infection. J Hepatol, 2012, 57（1）: 167-85.

［89］Yazdani BP, Matok I, Garcia BF, et al. A systematic review of the fetal safety of interferon alpha. Reprod Toxicol, 2011 .

［90］Cholongitas E, Tziomalos K, Pipili C. Management of patients with hepatitis B in special populations. World J Gastroenterol, 2015, 21（6）: 1738-48.

［91］Zheng XY, Wei RB, Tang L, et al. Meta-analysis of combined therapy for adult hepatitis B virus-associated glomerulonephritis. World J Gastroenterol, 2012, 18（8）: 821-32.

［92］Gane EJ, Deray G, Liaw YF, et al. Telbivudine improves renal function in patients with chronic hepatitis B. Gastroenterology, 2014, 146（1）: 138-146.e5.

［93］Fontana RJ. Side effects of long-term oral antiviral therapy for hepatitis B. Hepatology, 2009, 49（5 Suppl）: S185-95.